住院医师规范化培训丛书

头颈部影像诊断基础
眼部和神经视路卷

○ **总主编** 陶晓峰　鲜军舫　程敬亮　王振常

○ **主　编** 吴飞云　史大鹏　满凤媛

○ **副主编** 于文玲　张智弘　王　悍

人民卫生出版社
·北京·

图书在版编目(CIP)数据

头颈部影像诊断基础.眼部和神经视路卷/吴飞云,
史大鹏,满凤媛主编. —北京:人民卫生出版社,
2020.12(2021.12 重印)
(住院医师规范化培训丛书)
ISBN 978-7-117-30640-9

Ⅰ.①头… Ⅱ.①吴…②史…③满… Ⅲ.①头部-
疾病-影像诊断-技术培训-教材②颈-疾病-影像诊断
-技术培训-教材③眼神经-影像诊断-技术培训-教材
Ⅳ.①R651.04②R653.04③R322.85

中国版本图书馆 CIP 数据核字(2020)第 196133 号

人卫智网　www.ipmph.com　医学教育、学术、考试、健康,
　　　　　　　　　　　　　　购书智慧智能综合服务平台
人卫官网　www.pmph.com　人卫官方资讯发布平台

头颈部影像诊断基础　眼部和神经视路卷
Toujingbu Yingxiang Zhenduan Jichu
Yanbu he Shenjingshilu Juan

主　　编:吴飞云　史大鹏　满凤媛
出版发行:人民卫生出版社(中继线 010-59780011)
地　　址:北京市朝阳区潘家园南里 19 号
邮　　编:100021
E - mail:pmph @ pmph.com
购书热线:010-59787592　010-59787584　010-65264830
印　　刷:北京盛通印刷股份有限公司
经　　销:新华书店
开　　本:787×1092　1/16　印张:8
字　　数:205 千字
版　　次:2020 年 12 月第 1 版
印　　次:2021 年 12 月第 2 次印刷
标准书号:ISBN 978-7-117-30640-9
定　　价:59.00 元

打击盗版举报电话:010-59787491　E-mail:WQ @ pmph.com
质量问题联系电话:010-59787234　E-mail:zhiliang @ pmph.com

编　者 (按姓氏笔画排序)

于文玲　首都医科大学附属北京同仁医院

王　悍　上海交通大学附属第一人民医院

王　渊　西安交通大学第一附属医院

王夕富　上海交通大学附属第一人民医院

王斐斐　郑州大学第一附属医院

车子刚　东南大学医学院附属南京同仁医院

史大鹏　河南省人民医院

许晓泉　南京医科大学第一附属医院

苏国义　南京医科大学第一附属医院

李　海　南京医科大学第一附属医院

杨　嘉　上海交通大学附属第一人民医院

肖云飞　郑州大学第一附属医院

吴飞云　南京医科大学第一附属医院

张　蕾　上海交通大学附属第一人民医院

张庆宇　东南大学医学院附属南京同仁医院

张智弘　南京医科大学第一附属医院

胡　昊　南京医科大学第一附属医院

胡　娜　山东大学附属山东省耳鼻喉医院

钱　波　东南大学医学院附属南京同仁医院

钱　雯　南京医科大学第一附属医院

满凤媛　中国人民解放军火箭军特色医学中心

序

　　随着科学技术的飞速发展,各种新的影像检查设备和技术不断涌现,医学影像学成为医学领域发展最快的学科之一,在临床诊断和治疗过程中扮演着越来越重要的角色,发挥越来越重要的功能。特别是2020年初突然暴发的新型冠状病毒肺炎疫情,更是把影像医学推上了抗击疫情的最前沿,成为抗击疫情、救治病患、确定疗效必不可少的环节,使更多的人看到医学影像学在未来医疗过程中不可或缺的作用和价值。

　　头颈部影像学是医学影像学非常重要的组成部分,涵盖了眼科、耳鼻咽喉科、神经外科、口腔科、普外科、血管外科等多个学科。近年来也越来越受到重视和关注。头颈部解剖复杂、精细,病变多样,影像诊断和检查一直是临床诊断和教学的难点。特别是对于住院医师和初、中级医师,普遍感觉缺乏一套针对头颈部影像学的基本理论、基本解剖、基本病理基础、基本病变诊断思路为主的工具书。因此,以中国医师协会放射医师分会头颈影像专业委员会和中华医学会放射学分会头颈放射学学组为核心,汇集百余位头颈部影像学和病理学顶级专家,共同撰写了主要针对初、中级医师及住院医师的专业影像学丛书——《头颈部影像诊断基础》,共7册,分别为鼻部卷、耳部卷、颈部卷、颅底卷、口腔颌面卷、咽喉卷及眼部和神经视路卷。

　　在传统经典影像学内容的基础上,本丛书更侧重头颈部影像学诊断基础的培训,基本影像学表现与病理基础的对应分析,以及头颈部常见病的诊断思路引导,并附加部分练习加深理解。本丛书各分册收录的疾病种类齐全、分类清晰。影像学表现按检查方法、解剖基础和疾病的影像学特点,并适当结合新的磁共振功能成像,进行了深入浅出的介绍。每种疾病都配有高质量的病理图片和说明,以及大量的典型病例图像,并提出临床诊断思路,力求对疾病进行全面、详细的阐述,以便加深学员理解。

　　作为一套兼顾影像学和病理学的系统头颈部影像学丛书,它以住院医师和初、中级医师为主要读者对象,并着眼于临床实际工作中的需求,相信这套丛书会成为大家在临床工作中的良师益友。特别感谢各分册主编在百忙中高效地完成此次编写工作,感谢所有为丛书编写而辛勤工作的各位专家和工作人员。

　　由于首次尝试此种编写方式,鉴于水平有限,形式和内容可能会存在各种问题,希望广大读者给予批评和指导。

陶晓峰　鲜军舫　程敬亮　王振常
2020年5月

前　言

近年来,精准医疗得到大力推广与迅速发展。实现精准医疗的前提是精准诊断,而精准诊断与影像、检验、病理等检查密不可分。随着医学影像学的发展,影像科医生的传统看"片"模式也在经历变革。传统简易的定位、定性诊断模式亟待向更快、更准、更精、更深的方向转变。

眼部和神经视路的解剖结构精细复杂,疾病种类多样,同时又兼具个体差异性。练就火眼金睛,敏锐捕捉病变征象,不断提高精准诊断水平,是影像诊断医生毕生追求的目标。

本书由全国多名头颈影像及病理知名专家共同编写完成,内容丰富,配有300余幅图片,具有以下突出特点:①针对性。读者对象主要为初、中级医师及住院医师,内容以常见病为主,旨在提高影像专业年轻医生对眼部和神经视路疾病的认识和诊断能力。②可读性。本书知识结构系统完整,内容设计科学合理。首章导入解剖基础,各节导入病理基础,病变影像学表现紧密结合解剖及病理,由浅入深,强化理解。章末设置习题,突出重点,深化记忆。③实用性。典型病例展示模块为读者提供详细的影像特征描述,强调诊断分析思路及要点,适用于各层次影像专业医生作为临床和教学的参考用书。

本书在编写过程中得到了王振常教授、鲜军舫教授及陶晓峰教授的悉心指导,史大鹏教授和满凤媛教授也为本书倾注了大量心血,在此表示衷心感谢。本书内容是编者们长期以来丰富临床经验的汇总,希望它能成为读者工作学习过程中的得力助手。如有错误或不妥之处,敬请同仁指正!

吴飞云

2020 年 8 月

目　录

第 一 章

影像检查方法及正常解剖基础

第一节　影像检查方法

一、计算机体层成像

（一）优缺点

计算机体层成像（computed tomography，CT）对骨质和钙化显示较好，主要应用于眼眶外伤和有钙化的软组织病变，但图像对比度相对较差，对软组织肿块的鉴别效能有限。

（二）眼眶 CT 扫描方法

目前已基本采用螺旋方式进行扫描。横断位扫描基线为听眶下线，范围从眶上缘至眶下缘。横断位重建基线为听眶下线；冠状位重建基线为垂直硬腭，范围从眶前缘至前床突；双斜矢状位重建基线为平行视神经，范围包括眶内外侧壁。

扫描参数为电压≥120kV，电流≥200mA，层厚 1.25mm 或以下，螺距（pitch 值）≤1.5。横断位源图像重建层厚为扫描层厚，重建层间距小于扫描层厚的 50%，视野（field of view，FOV）为 14~20cm，矩阵≥512×512。横断位、冠状位和斜矢状位重建层厚 2mm 或以下（眼球或眼眶异物可使用 3~5mm，必要时在可疑处重建更薄的图像），层间距 2~5mm（眼球或眼眶异物层间距必须≤层厚），FOV 为 14~16cm，矩阵≥512×512。骨算法与软组织算法重建，骨窗的窗宽为 3 000~4 000HU，窗位 500~700HU；软组织窗的窗宽 300~400HU，窗位 40~50HU。

（三）视神经管 CT 扫描方法

螺旋 CT 横断位扫描基线为听眶下线，范围包括视神经管上下壁。横断位重建基线为鼻骨尖至后床突上缘连线的平行线；冠状位重建基线为垂直听眶下线，范围从眶尖至前床突；双斜矢状位重建基线为平行视神经管长轴，范围包括视神经管内外侧壁。

扫描参数为电压≥120kV，电流≥200mA，层厚为多排螺旋 CT 的最薄层厚，螺距（pitch 值）≤1。横断位源图像重建基线为听眶下线，层厚为扫描层厚，重建层间距小于扫描层厚的 50%，FOV 为 10~14cm，矩阵≥512×512。横断位、冠状位和斜矢状位重建层厚 1mm 或以下（必要时在可以的地方可重建更薄层厚的图像），层间距等于层厚，FOV 为 10~14cm，矩阵≥512×512。骨算法重建，骨窗的窗宽为 3 000~4 000HU，窗位 500~700HU。

二、磁共振成像

（一）优缺点

磁共振成像（magnetic resonance imaging，MRI）因软组织对比度较好，对软组织病变和骨髓腔内改变的显示可帮助诊断和鉴别诊断，但对骨皮质和钙化显示差。装有心脏起搏器是 MRI 检查的绝对禁忌证，眼球内金属类异物和颅内动脉瘤银夹术后等情况是相对禁忌证。

（二）MRI 扫描方法

使用头颈正交线圈或头颅多通道线圈，仅扫描眼球或眶隔前结构时可使用表面线圈。横断位扫描基线为硬腭的平行线，冠状位扫描基线为硬腭的垂线，斜矢状位扫描基线平行于视神经。扫描参数为层厚 $3\sim5\text{mm}$，层间距 $0\sim0.5\text{mm}$，FOV 为 $16\sim20\text{cm}$，矩阵 $\geqslant256\times256$。

扫描序列包括常规序列横断位 T_1WI 及 T_2WI、冠状位脂肪抑制 T_2WI。如 T_1WI 肿块内见高信号，可增加横断位脂肪抑制 T_1WI；增强后序列多常规使用横断位 T_1WI，选做冠状位或斜矢状位 T_1WI，其中 1 个最佳断面进行脂肪抑制。

（三）磁共振血管成像

磁共振血管成像（magnetic resonance angiography，MRA）利用快速流动血液的流空效应对血管进行显影，可不用对比剂就能显示血管，在眼部主要用于进一步显示引起复视或眼球运动障碍的动脉瘤、眼眶动静脉畸形或颈内动脉海绵窦瘘等。

第二节 正常解剖基础

一、大体解剖基础

（一）眼眶

眼眶由额骨、颧骨、上颌骨、腭骨、泪骨、筛骨和蝶骨组成，呈四棱锥形，包括四个壁、两个裂和视神经管。

眶壁包括上壁（眶顶）、下壁（眶底）、内壁及外壁。上壁前部为额骨水平板，后部为蝶骨小翼；下壁主要为上颌骨眶面，前外部为颧骨眶突，后部为眶突；内壁由前到后依次为上颌骨额突、泪骨、筛骨纸板和蝶骨小翼；外壁前 1/3 为颧骨的眶突，后 2/3 为蝶骨大翼。

眶上裂沟通眼眶和颅腔，内有三叉神经眼支、动眼神经、滑车神经和展神经以及眼上静脉通过。眶下裂沟通眼眶、翼腭窝和颞下窝，内有三叉神经上颌支及眼下静脉分支通过。视神经管沟通眼眶和颅腔，内有视神经及动眼动脉通过。

（二）眼球

眼球是由大小不等的两个半球相接而成，并不是真正的球形体。眼球前面的顶点叫前极，后面的顶点叫后极，两极的连线叫眼轴。眼轴又分为眼内轴和眼外轴。从角膜（或瞳孔）之中点至视网膜中央凹的连线叫视轴。

眼球壁分三层，即内膜（视网膜）、中膜（血管膜）和外膜（纤维膜）。内膜分内外两层，外层为色素上皮层，由含大量色素的单层细胞组成，内层含有感光细胞等多种神经细胞。内膜从前向后可分为虹膜部、睫状体部和视部。中膜含有丰富的血管、神经和色素，自前向后分为虹膜、睫状体和脉络膜。外膜由强韧的纤维结缔组织组成,具有保护作用,分为角膜和巩膜。眼球内容物包括房水、晶状体和玻璃体,这些结构和角膜一起构成眼的屈光系统。

(三) 眼附器

眼附器主要包括眼睑、结膜、泪器、眼外肌以及眶筋膜和眶脂体等,对眼球有保护、支持和运动等作用。

眼睑位于眼球前方,是能活动的皮肤皱襞,分为上、下眼睑,是保护眼球的屏障。其游离缘称睑缘,上下睑缘之间的裂缝称睑裂。睑裂的内侧为内眦,外侧为外眦。

结膜是一薄层透明的黏膜,覆盖在眼睑内面与眼球前面,止于角膜缘,因其连接眼睑和眼球,故称结膜。按照部位,分为睑结膜、球结膜和穹窿结膜3部分。

泪器主要分为泪液分泌部和泪液导流部。泪液分泌部是产生泪液的结构,包括泪腺和结膜内的副泪腺。分泌的泪液进入结膜囊,湿润眼球,减少眼睑与眼球的摩擦。泪液导流部及泪道系统包括泪点、泪小管、泪囊和鼻泪管,其作用是将结膜囊过剩的泪液导流至鼻腔。

眼外肌包括6条运动眼球的肌肉(上直肌、下直肌、外直肌、内直肌、上斜肌和下斜肌)和1条提上睑的肌肉(上睑提肌),均为骨骼肌。眼球、眼肌和泪器没有充满眼眶,其间隙充填大量的脂肪组织称为眶脂体,与眶筋膜共同起到固定和支持眶内各种结构的作用。

(四) 眼的动静脉

眼眶组织包括眼球在内的动脉血液供应有两个来源:主要来自颈内动脉的分支,即眼动脉;其次来自颈外动脉的上颌动脉的分支,即眶下动脉。眼动脉的主要分支包括泪腺动脉、视网膜中央动脉、筛动脉、眶上动脉和睫状动脉。

眼眶内的静脉有眼上静脉和眼下静脉,收集包括眼球在内的全部眶内组织的静脉血液,并常在眶尖部汇合成总干(眼静脉窦),主要通过眶上裂,向后流入海绵窦。

(五) 眼的神经(除视神经)

眼眶的神经支配来源较为复杂。除了视神经连接于眼球外,其感觉神经来自三叉神经的眼神经及其分支,如鼻睫神经和泪腺神经。内直肌、上直肌、下直肌、下斜肌和上睑提肌由动眼神经支配,上斜肌由滑车神经支配,外直肌由展神经支配。睫状肌和瞳孔括约肌受副交感神经支配,而瞳孔开大肌受交感神经支配。

(六) 神经视路

包括视神经、视交叉、视束、外侧膝状体、视放射、枕叶皮质。视神经全长 35~50mm,分为球壁段、眶内段、管内段及颅内段,其中眶内段最长。视神经由视网膜神经节细胞轴突组成,属中枢神经系统白质传导束,周围由鞘膜包裹,但无神经膜(施万鞘)。视交叉位于颅内蝶鞍处,双眼视网膜鼻侧的视神经纤维交叉到对侧。外侧膝状体位于大脑脚外侧,它收容大部分由视束来的纤维,发出视放射纤维,为视分析器的低级视中枢。全部视放射均终止于枕叶皮质视觉皮质,即人类视觉的最高中枢。

二、CT 影像解剖

（一）横断位解剖（图 1-2-1~图 1-2-6）

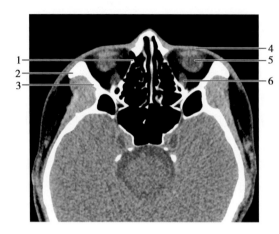

1. 眶内壁；2. 颧骨眶突；3. 眶外壁；4. 下眼睑；
5. 眼球；6. 下直肌。

图 1-2-1　眼下部层面（1）

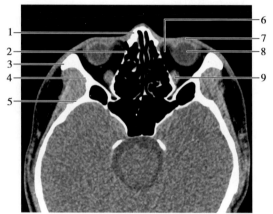

1. 鼻骨；2. 眶内壁；3. 颧骨眶突；4. 眶外壁；
5. 蝶骨大翼；6. 眶内脂肪；7. 下眼睑；8. 眼球；
9. 下直肌。

图 1-2-2　眼下部层面（2）

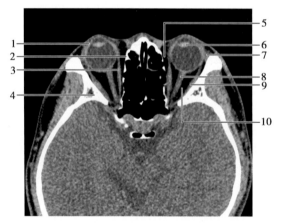

1. 眼环；2. 眶内壁；3. 内直肌；4. 蝶骨大翼；
5. 肌锥外脂肪；6. 晶状体；7. 泪腺；8. 视神经；
9. 外直肌；10. 肌锥内脂肪。

图 1-2-3　视神经层面

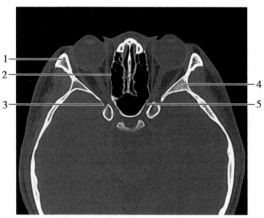

1. 颧骨眶突；2. 眶内壁；3. 眶上裂；4. 蝶骨大
翼；5. 视神经管。

图 1-2-4　通过视神经管层面（骨窗）

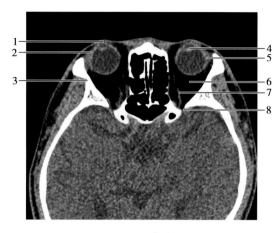

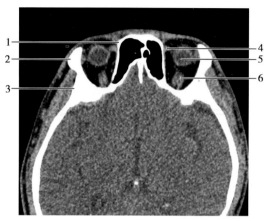

1. 上眼睑；2. 眼环；3. 眶外壁；4. 晶状体；5. 泪腺；6. 眶内脂肪；7. 眼上静脉；8. 眶上裂。

图 1-2-5 眼上部层面（1）

1. 眶内壁；2. 颧骨眶突；3. 蝶骨大翼；4. 滑车；5. 眼球；6. 眼上肌群。

图 1-2-6 眼上部层面（2）

（二）斜矢状位解剖（图 1-2-7~图 1-2-8）

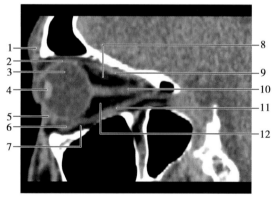

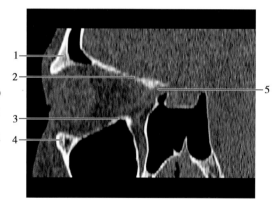

1. 上眼睑；2. 眼环；3. 玻璃体；4. 晶状体；5. 下眼睑；6. 下直肌；7. 肌锥外脂肪；8. 眼上静脉；9. 眼上肌群；10. 视神经；11. 下直肌；12. 肌锥内脂肪。

图 1-2-7 正中斜矢状位（软组织窗）

1. 额骨眶突；2. 眶上壁；3. 眶下壁；4. 颧骨眶突；5. 视神经管。

图 1-2-8 正中斜矢状位骨窗（软组织窗）

（三）冠状位解剖（图 1-2-9~图 1-2-13）

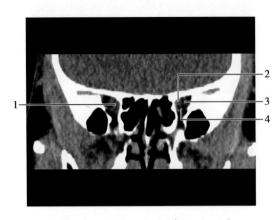

1. 内直肌；2. 上斜肌；3. 视神经；4. 下直肌。

图 1-2-9 眼球后部层面（1）

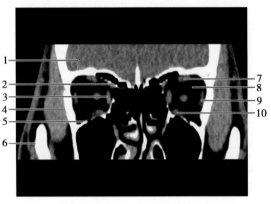

1. 眶上壁；2. 上斜肌；3. 内直肌；4. 眶外壁；5. 眶下壁；6. 下颌骨；7. 眼上肌群；8. 肌锥内脂肪；9. 外直肌；10. 下直肌。

图 1-2-10 眼球后部层面（2）

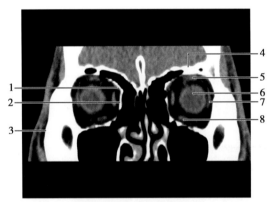

1. 上斜肌；2. 眶内壁；3. 颧骨；4. 眶上壁；5. 眼上肌群；6. 眼球；7. 外直肌；8. 下直肌。

图 1-2-11 眼球中部层面（1）

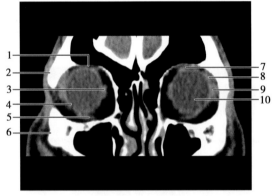

1. 眶上壁；2. 额骨眶突；3. 内直肌；4. 眼环；5. 下直肌；6. 颧骨；7. 上直肌；8. 泪腺；9. 外直肌；10. 眼球。

图 1-2-12 眼球中部层面（2）

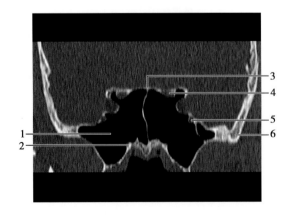

1. 蝶窦；2. 翼管；3. 蝶骨平台；4. 视神经管；5. 圆孔；6. 颞骨。

图 1-2-13 冠状位骨窗（通过视神经管层面）

三、MRI 影像解剖

（一）横断位解剖（图 1-2-14～图 1-2-17）

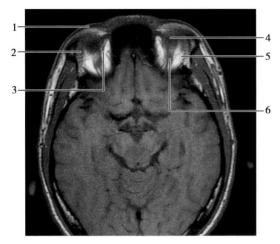

1. 上眼睑；2. 泪腺；3. 眼上静脉；4. 眼球；5. 眼眶内脂肪；6. 眼上肌群。

图 1-2-14　T$_1$WI 眼上部层面

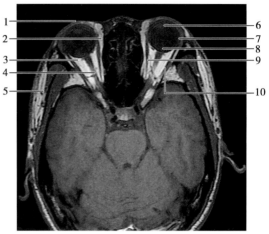

1. 上眼睑；2. 肌锥外脂肪；3. 肌锥内脂肪；4. 视神经；5. 颞窝；6. 晶状体；7. 眼环；8. 玻璃体；9. 内直肌；10. 外直肌。

图 1-2-15　T$_1$WI 视神经层面

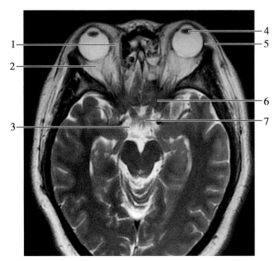

1. 肌锥外脂肪；2. 肌锥内脂肪；3. 视束；4. 晶状体；5. 眼环；6. 视神经；7. 视交叉。

图 1-2-16　T$_2$WI 视交叉层面

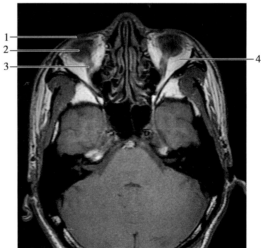

1. 下眼睑；2. 眼球；3. 下直肌；4. 眼眶内脂肪。

图 1-2-17　T$_1$WI 眼下部层面

（二）斜矢状位解剖（图 1-2-18）

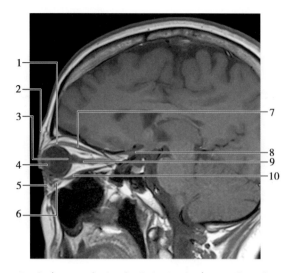

1. 上直肌肌腱；2. 上眼睑；3. 视盘；4. 晶状体；
5. 下眼睑；6. 下斜肌；7. 眼上肌群；8. 视束；9. 视
神经；10. 下直肌。

图 1-2-18　正中斜矢状位

（三）冠状位解剖（图 1-2-19～图 1-2-22）

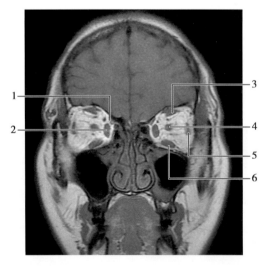

1. 上斜肌；2. 内直肌；3. 上直肌；4. 视神经；
5. 外直肌；6. 下直肌。

图 1-2-19　T$_1$WI 眼球后部层面

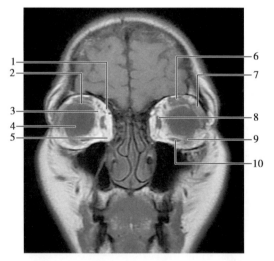

1. 上斜肌；2. 眼环；3. 肌锥内脂肪；4. 玻璃体；
5. 肌锥外脂肪；6. 上直肌；7. 泪腺；8. 内直肌；
9. 下斜肌；10. 下直肌。

图 1-2-20　T$_1$WI 眼球中部层面

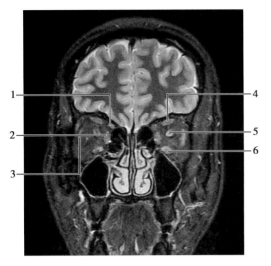 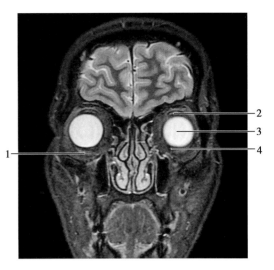

1. 上斜肌;2. 内直肌;3. 外直肌;4. 上直肌;
5. 视神经;6. 下直肌。

图 1-2-21　短时间反转恢复序列 (T₂WI-
STIR)眼球后部层面

1. 下斜肌;2. 上直肌;3. 玻璃体;4. 下直肌。

图 1-2-22　短时间反转恢复序列 (T₂WI-STIR)
眼球中部层面

（吴飞云　胡　昊）

===== 推荐阅读文献 =====

［1］汪文胜,胡春洪.颅脑与头颈部影像图解.北京:人民军医出版社,2011.

［2］鲜军舫,王振常,罗德红,等.头颈部影像诊断必读.北京:人民军医出版社,2007.

第二章

眼眶先天性病变

第一节　永存原始玻璃体增生症

【简介】

永存原始玻璃体增生症(persistent hyperplasia of primary vitreous,PHPV),为胚胎期28~32周时原始玻璃体不能正常退化和消融,且继续增殖所致的一种罕见玻璃体发育异常的先天性疾病。典型表现为晶状体后方、玻璃体前部块状血管纤维性增殖物,周围附着于睫状突上,向后为残留玻璃体动脉伴周围纤维组织增生,呈线状连于视盘。一般为单眼发病,大多数为散发。

最常见临床表现为白瞳症伴视力低下及小眼球。

【病理基础】

玻璃体的发育一般分为2个过程:原始玻璃体(血管性玻璃体)和次级玻璃体(无血管性玻璃体)的形成。原始玻璃体为胚胎6周前由原始眼泡和晶状体体泡之间的原浆粘连发育而成,透明血管系统和中胚叶起源的原纤维也参与其中。胚胎8~12周时,原始玻璃体和透明血管系统应及时退缩,此时次级玻璃体大量生成,将原始玻璃体挤压至玻璃体腔的中央和晶状体后凹中,形成 Cloquet 管。管壁为次级玻璃体与原始玻璃体交界处的浓缩面,管内有玻璃体动脉(又称"透明动脉")存在,此外还有胶质组织和纤维结缔组织。如原始玻璃体未按时萎缩,可影响次级玻璃体生成,为形成小眼球的原因之一。如玻璃体动脉未及时退缩,临床检查可看到一条白色条索,自晶状体后连于视盘,成为永存性玻璃体动脉。

PHPV 为原始玻璃体不能正常退化和消融且继续增殖所致的玻璃体发育异常,晶状体后肿块内含纤维组织、血管组织、脂肪组织,甚至软骨和骨样组织,均为增生的原始玻璃体化生而来,位于晶状体后表面并有粘连。纤维增殖膜覆盖于晶状体后表面,甚至延长至睫状突。增生的纤维膜上有不同程度的血管增生,常于此处发生反复的出血、渗漏、免疫反应,从而使增生加剧。晶状体常为透明,但直径略偏小。由于增殖膜的张力及细胞增殖可致晶状体后囊膜破裂,从而引起免疫反应、肉芽组织增生。增殖物长入晶状体引起继发性白内障,而致晶状体全部混浊。血管从破口处长入,晶状体中可见出血机化块,机化膜随之增厚。晶状体亦可渐渐吸收,直至仅存留一层机化膜。

少数增殖膜沿玻璃体动脉呈线状与视盘相连。视网膜一般不受累。极少的纤维增殖沿

Cloquet 管向后与视网膜相连,将其牵拉与脉络膜分离至视网膜脱离,或形成视网膜皱襞。有学者将少数后部玻璃体增殖使视网膜出现镰刀形皱襞,以至牵拉性视网膜脱离的情况称为后部 PHPV。

【影像学表现】

眼球变小,前房变浅,晶状体变小,可见沿 Cloquet 管走行的软组织条索影,向前与晶状体相连,向后连接视盘。呈圆锥形或"高脚酒杯"形,锥底连于晶状体后部及睫状体区,锥尖指向视盘。常合并视网膜脱离。

1. CT 表现　玻璃体内密度增高,常可见到由于出血而形成的层状或模糊片状高密度影,玻璃体内团块没有钙化,增强扫描软组织块可出现强化。晶状体变形,偶尔可有钙化。

2. MRI 表现　患侧玻璃体 T_1WI 信号较对侧高,与眼外肌相比,软组织块 T_1WI 呈等信号,T_2WI 呈等信号,增强后呈明显强化表现。视网膜脱离 T_1WI 呈低信号,T_2WI 呈高信号,增强后无强化。

【典型病例展示】

病例1　患者,男,1 岁。自出生后发现左眼球较右侧小,左眼瞳孔区发白(图 2-1-1)。

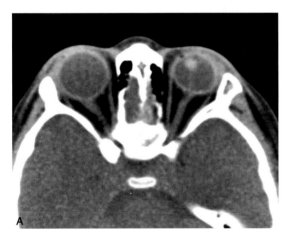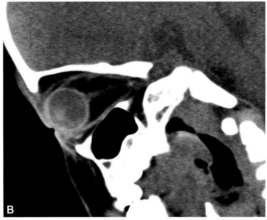

图 2-1-1　左侧眼眶 PHPV

平扫 CT 横断位(图 A)、斜矢状位(图 B)示左眼球小,晶状体形态异常,晶状体后可见软组织条索影,向后连接视盘。PHPV 为永存原始玻璃体增生症。

病例2 患者,男,1岁。家长发现右眼瞳孔区晶状体后黄白色反光(图2-1-2)。

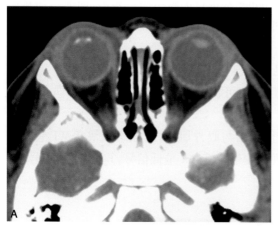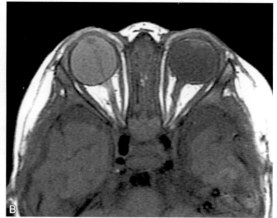

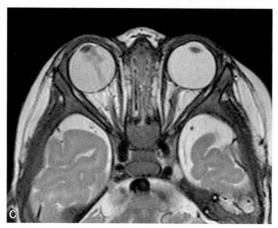

图2-1-2 右侧眼眶PHPV

CT横断位(图A)示右眼球略小,玻璃体密度增高,晶状体可见钙化;MRI横断位 T$_1$WI(图 B)示右眼玻璃体呈高信号,晶状体后可见条形等信号软组织条索影,向后连接视盘;横断位 T$_2$WI(图 C)示右眼晶状体后不规则等信号影,向后达视盘。PHPV为永存原始玻璃体增生症。

病例3　患者,女,9个月,患儿自出生后双眼不追物(图2-1-3)。

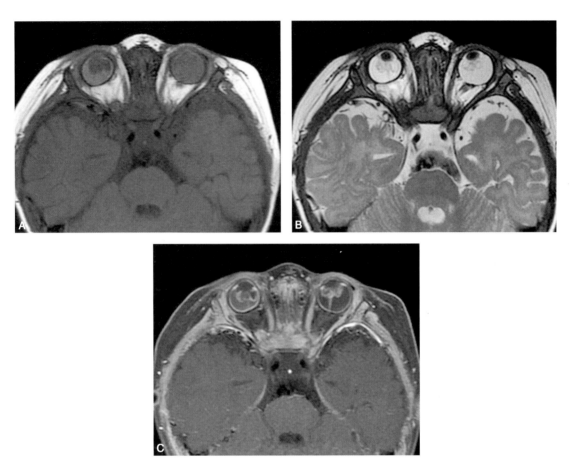

图2-1-3　双侧眼眶 PHPV

MRI 示双侧眼球小,玻璃体信号异常。MRI 横断位 T_1WI(图 A)示右眼玻璃体呈不均匀等高信号,左眼玻璃体呈等信号;横断位 T_2WI(图 B)示双眼前房浅,晶状体后方可见不规则等信号软组织块影;增强后横断位 T_1WI(图 C)示双眼晶状体后软组织块明显强化,呈"高脚酒杯"形,向前连于晶状体后部,向后连于视盘。PHPV 为永存原始玻璃体增生症。

【诊断思路与诊断要点】

PHPV 为儿童白瞳症的一种少见病因,影像学对拟诊为 PHPV 者,必须与其他儿童白瞳症,特别是视网膜母细胞瘤相鉴别。

PHPV 的诊断要点:①儿童白瞳症;②小眼球;③玻璃体内前连晶状体后部、后附于视盘的肿块,无钙化;④Cloquet 管内有血流。

第二节 外层渗出性视网膜病变

【简介】

外层渗出性视网膜病变又称"Coats 病(Coats disease)",为视网膜毛细血管和微血管异常扩张伴有不同程度的视网膜内和视网膜下渗出的一种自发性疾病,常合并部分或全部渗出性视网膜脱离。多为 10 岁以内发病,高峰年龄为 4~8 岁,少数见于成年人,男性多见。90% 为单眼发病,无种族差异,散在发病,病因未知,可能与遗传有关。通常为孤立性病变,少数患者合并有系统性疾病(此时常为双眼发病),如 Norrie 病等。

临床表现主要为白瞳症、视力下降、斜视及有痛性青光眼。检眼镜可见眼底周围毛细血管扭曲、扩张及小动脉瘤形成。

【病理基础】

本病的发病机制是血-视网膜屏障的血管内皮结构缺失,血浆弥漫性漏出到结构异常的血管壁,导致动脉瘤样扩张和毛细血管扩张。病理改变为视网膜毛细血管明显扩张,血管周围水肿,内皮细胞肿胀,基底膜增厚,有时有空泡和多发微动脉瘤形成,管壁增厚且有大量过碘酸希夫(PAS)阳性物质沉积。血管壁屏障破坏,产生大量渗出物。渗出物中含有大量胆固醇、胆固醇结晶、巨噬细胞及少量红细胞等。渗出量较大时可导致部分或全部视网膜脱离。视网膜组织本身可继发变性,外层可出现坏死、瘢痕组织形成,黄斑下偶见钙化灶。

【影像学表现】

患眼眼球大小正常或较正常眼略小,表现为视网膜脱离,网膜下积液。

1. CT 表现 早期渗出局限于视网膜内,CT 仅可见到眼环增厚,当渗出物积聚于视网膜下,造成视网膜脱离时,CT 能较好地显示视网膜下积液的形态、密度。与玻璃体相比,当渗出液中蛋白含量较高时,呈高密度;以血细胞成分为主,密度更高;以胆固醇结晶为主,呈等密度。视网膜脱离的形态随着视网膜下积液量的多少而变化,部分脱离呈"V"形,在玻璃体与积液之间还可显示呈线状高密度改变的增厚的视网膜,CT 增强可有轻度强化;当发生完全性视网膜脱离时则表现为玻璃体密度普遍增高。随着病程进展,视网膜外层可以出现坏死、瘢痕组织形成,甚至钙化及骨化,CT 偶可见病变区表面有点线状致密影。

2. MRI 表现 MRI 在显示视网膜脱离、出血及渗出方面优于 CT,由于视网膜脱离范围较大,视网膜下积液形态可呈半月状、双凸透镜状及其他形状。信号强度与积液中蛋白含量有关。蛋白含量高时,T_1WI 信号高于正常玻璃体信号,T_2WI 呈等或高信号;蛋白含量低时,T_1WI 和 T_2WI 类似于玻璃体信号。增强后仅见增厚脱离的视网膜明显强化,主要是由于视网膜内有毛细血管扩张和微动脉瘤,但无肿块影强化。疾病晚期可出现神经强化。

【典型病例展示】

病例 1 患者,男,5 岁。家长发现其右眼视力不佳 1 年余(图 2-2-1)。

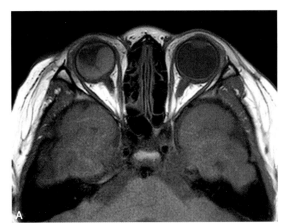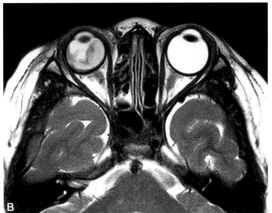

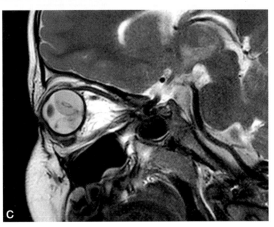

图 2-2-1 右侧眼眶 Coats 病

MRI 检查示右眼部分视网膜脱离、网膜下积液。横断位 T_1WI(图 A)示右侧眼球略小,玻璃体内可见半月状及双凸透镜状等信号影;横断位 T_2WI(图 B)及斜矢状位 T_2WI(图 C)示病变呈高信号,表面可见增厚、脱离的视网膜,呈等信号。

病例 2　患者,男,2 岁。发现左眼"发亮"3 个月(图 2-2-2)。

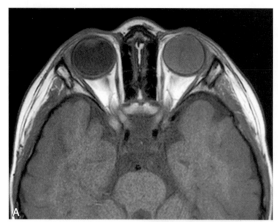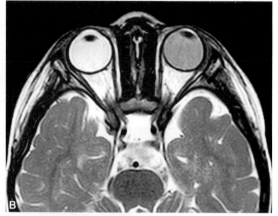

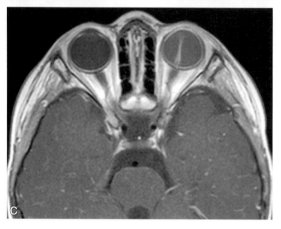

图 2-2-2　左侧眼眶 Coats 病

MRI 检查示左眼视网膜完全脱离、网膜下积液。横断位 T_1WI(图 A)示左眼球玻璃体呈等信号;横断位 T_2WI(图 B)示左眼球玻璃体内高信号较右侧稍低;增强后横断位 T_1WI(图 C)示脱离的视网膜在中线处相接触,呈明显强化,网膜下积液未见强化。

【诊断思路与诊断要点】

视网膜母细胞瘤是最重要的鉴别诊断。Coats 病当视网膜下大量渗出使视网膜下腔扩大、脱离的视网膜在中线处相接触时,可类似 PHPV 中线样低信号的透明血管残留物,晶状体形态正常、无球后肿块可与 PHPV 鉴别。

诊断要点:①4~8 岁男性儿童;②单眼发病;③早期检眼镜下可见视网膜毛细血管扭曲、扩张及小动脉瘤形成,晚期 CT、MRI 表现为视网膜脱离和视网膜下积液,增强后脱离的视网膜强化而积液无强化。

第三节　眼眶皮样囊肿与表皮样囊肿

【简介】

皮样囊肿和表皮样囊肿(dermoid cyst and epidermoid cyst)起源于胚胎时期,在胚胎发育过程中外胚层隔膜被嵌入眶壁或眼睑所致。多数病变在出生后数年被发现,多见于 10 岁以下儿童,是比较常见的眼眶病变,可发生于眼眶任何部位,多位于眼眶外上方颧额缝处。

临床表现为眼球不同程度突出,眼球运动障碍,眶周无痛性肿物,增长缓慢。如囊肿破裂,可引起明显的炎性反应,类似恶性病变。

【病理基础】

1. 巨检 为白色或黄色边界清楚的肿块,经纤维血管组织固定于眶骨膜,内容物为油性或干酪性物质,故为褐色、黄色或白色。

2. 镜下表现 皮样囊肿和表皮样囊肿均有完整囊壁。囊壁内衬复层鳞状上皮,其外绕以纤维结缔组织者为表皮样囊肿;囊壁中除表皮之外,尚含有真皮层、不等量的皮下组织和皮肤附件的为皮样囊肿,其本质为一种特殊的单胚层囊性成熟性畸胎瘤。表皮样囊肿内容物主要是豆渣样皮肤角化脱落物。皮样囊肿内容物含有角化物、皮脂、毛发。若囊肿发生破裂,则囊壁上皮可发生感染而被肉芽组织替代。

【影像学表现】

皮样囊肿和表皮样囊肿可位于眼睑或肌锥外间隙任何位置,常位于眼眶前外上象限;呈椭圆形或圆形肿块,可有分叶,边界清楚;少数可呈哑铃状,穿过蝶骨大翼进入颞窝内。病变内含脂质、液体或混合成分,少数病灶内有液-液平面。

1. CT 表现 大多数病灶在 CT 上呈脂肪密度影,少数呈等密度或液体密度,囊壁内可有点、片状钙化;邻近眶壁骨质表现为压迫性凹陷、扇贝样骨质变薄或局部中断等,部分囊肿位于眶骨缝,可见眶骨骨质缺损,周围有硬化边缘,但无溶骨性骨质破坏。

2. MRI 表现 皮样囊肿 MRI 具有一定特征性,如果肿物内含有脂肪,T_1WI 呈高信号,T_2WI 也呈高信号,在脂肪抑制序列上高信号影被抑制;如果肿物内脂肪含量很少,则 T_1WI 多为低信号,T_2WI 为高信号,脂肪抑制后信号未见明显改变。大多数病灶周边有较薄、边界清楚的壁,呈低信号。DWI 示弥散受限。增强后,病变中央不强化,囊壁可见轻度强化。

【典型病例展示】

病例 1 患者,男,18 岁。自出生起发现左眼睑外侧肿块(图 2-3-1)。

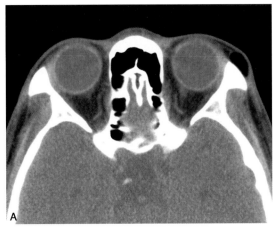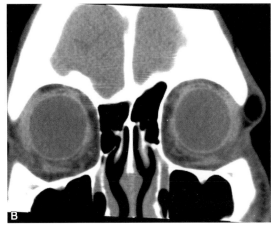

图 2-3-1 左侧眼睑皮样囊肿

CT 横断位软组织窗(图 A)示左眼睑外侧皮下可见长圆形低密度肿块;CT 冠状位软组织窗(图 B)示肿物呈类圆形,边界清楚。

病例2 患者,女,27岁。左眼眶外上肿物23年(图2-3-2)。

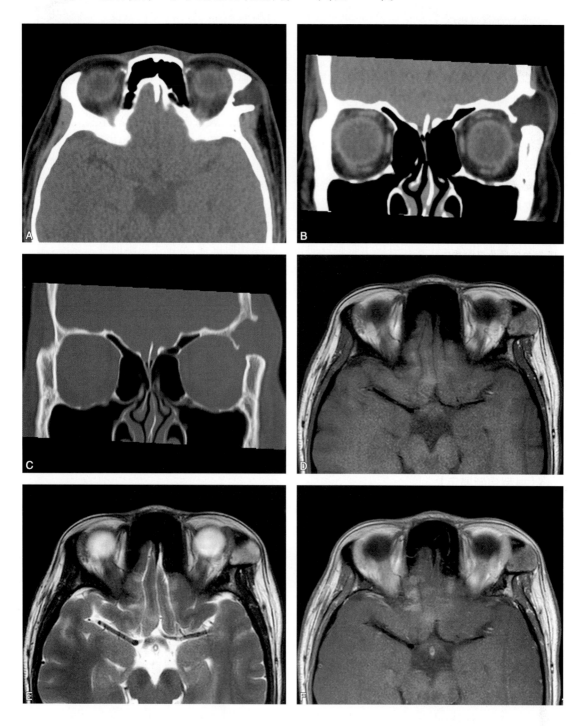

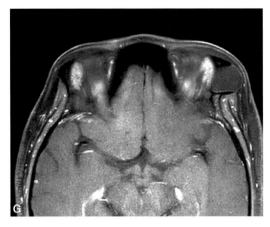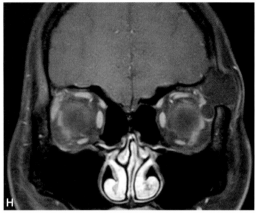

图 2-3-2 左侧眼眶皮样囊肿

CT 横断位软组织窗(图 A)示左眼眶外侧壁局部骨质缺损,可见类圆形低密度肿块,边界清楚;CT 冠状位软组织窗(图 B)示病灶中心位于眶外侧壁,向内突至眶内泪腺区,向外突至颞窝;CT 冠状位骨窗(图 C)示左眼眶外侧壁局部骨质缺损,边缘硬化,颧额缝增宽;MRI 横断位 T_1WI(图 D)示病灶呈等、高信号;MRI 横断位 T_2WI(图 E)示病灶呈高信号,信号不均匀;增强后横断位 T_1WI(图 F)示病灶无强化;增强后脂肪抑制 T_1WI 横断位(图 G)及冠状位(图 H)示病灶信号减低,病灶中心无强化,囊壁可见轻度强化。

病例 3 患者,男,28 岁。发现右眼泪腺区占位 5 年(图 2-3-3)。

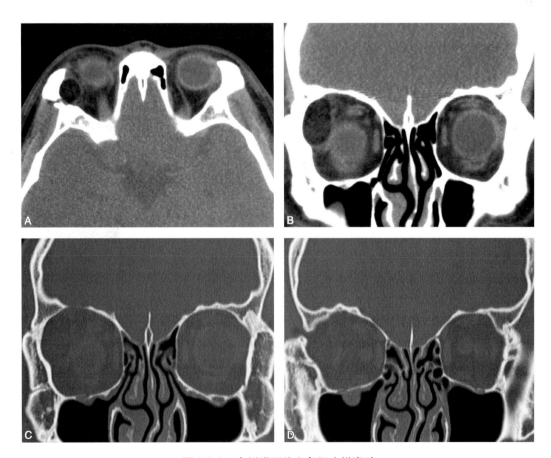

图 2-3-3 右侧眼眶外上象限皮样囊肿

CT 横断位(图 A)及冠状位(图 B)软组织窗示右眼眶外上象限颧额缝附近类圆形脂肪密度病灶,边界清楚;冠状位骨窗(图 C、图 D)示邻近眶壁骨质受压凹陷,右侧颧额缝明显增宽,局部骨质完整。

【诊断思路与诊断要点】

含脂肪密度或信号囊性病变提示本病。在 CT 表现不典型时,可能会误诊为其他病变,尤其是肿块呈等密度且有骨质缺损时,可能会误诊为恶性肿瘤。因此,对 CT 表现不典型者需行 MRI 平扫及增强扫描,表现为中央无强化而囊壁轻度强化,一般可确诊。

诊断要点:①眼眶肌锥外间隙、骨缝周围囊性占位性病变;②囊内容物含有脂类密度或信号;③邻近眶壁骨质变形。

第四节　眼眶神经纤维瘤病 Ⅰ 型

【简介】

神经纤维瘤病(neurofibromatosis)是一种常染色体显性遗传性皮肤、神经、骨骼系统发育障碍性疾病,半数以上的患者存在家族史。有以下两种或两种以上的表现就可诊断神经纤维瘤病 Ⅰ 型(neurofibromatosis type 1,NF1,又称"Von Recklinghausen 病"):①咖啡牛奶斑≥6 个,青春期直径为 5mm,成人直径为 15mm;②神经纤维瘤≥2 个;③1 个丛状神经纤维瘤;④神经纤维瘤病 Ⅰ 型患者的直系亲属;⑤视神经胶质瘤;⑥Lisch 结节(虹膜)≥2 个;⑦蝶骨发育不良和长骨骨皮质变薄。

约 1/3 的 NF1 有眼眶受累。眼眶 NF1 具有独特的眶颅表现,在儿童期发病,但在青春期以后病变显著,男多于女。NF1 的眼眶异常通常分为四种类型:①丛状神经纤维瘤;②视神经胶质瘤;③蝶骨发育不良;④眼球增大。临床表现为眼睑及眶部大小不一的蔓状咖啡色神经纤维瘤,瘤组织侵及部位广泛,可累及眶周颞肌以及面部肌肉等,可出现眼球突出、斜视、视力下降等。眶外壁骨质缺损者可伴搏动性眼球突出。

【病理基础】

眼眶丛状神经纤维瘤生长于周围神经分布区,大体表现为虫样扭曲的浸润性肿块,累及眼睑、前部眶周、头皮、眼眶、颞窝及颅底,呈蔓状、咖啡色,形态及大小不一。镜下表现为外周神经组成成分(包括施万细胞、神经束膜细胞、成纤维细胞)杂乱增生,间质常可见增生的胶原束及黏液变性。

【影像学表现】

NF1 眶面部表现通常为单侧。丛状神经纤维瘤表现为眼睑、眼眶、眶周边界不清楚、形状不规则的软组织肿块,可累及脑神经眶内分支、眼外肌、视神经鞘及巩膜,常伴有颅底孔道扩大。视神经胶质瘤表现为视神经管状或分叶状增粗,可累及视神经各段,甚至向后延伸至视交叉及脑干。蝶骨发育不良表现为蝶骨大翼及蝶骨小翼骨质缺损、眼眶扩大,形成"空眶征"和"立卵征",中颅窝增大伴颅内组织疝入眼眶,常伴有中颅窝蛛网膜囊肿。眼球增大表现为眼球前后径及横径增大,眼环增厚。

1. **CT 表现**　丛状神经纤维瘤为边界不清楚、形状不规则的等密度软组织肿块,眼睑增厚,眼外肌不规则增粗,增强扫描病变较明显强化。视神经胶质瘤表现为视神经增粗、迂曲,增强后可见强化。蝶骨发育不良表现为蝶骨大翼及蝶骨小翼骨质缺损、眶腔扩大呈立卵形等,患侧颅中窝明显扩大,严重者可继发脑膜脑膨出伴眼球突出。眼眶内占位病变可伴相应颅底孔道扩大,常见为视神经胶质瘤(视神经管扩大)、丛状神经纤维瘤(卵圆孔扩大)。

2. **MRI 表现**　对眼眶、头皮、颅底以及颅眶沟通性病变的数目、形态、范围显示更为清晰。丛状神经纤维瘤 T_1WI 呈等或低信号,T_2WI 呈高信号,增强扫描呈较明显强化。视神经胶质瘤表现为视神经梭形增粗,T_1WI 呈等信号,伴有或不伴有囊性低信号,T_2WI 呈高信号,增强扫描呈不均匀强化。MRI 可较好显示眼球增大、巩膜增厚,视神经周围脑脊液增多。MRI 对于 NF1 脑内病变显示也优于 CT,60% 的患者脑内可见脑白质区多发无强化异常信号,占位效应无或很轻微,T_1WI 信号不定,T_2WI 呈高信号,好发部位为苍白球、白质、丘脑、海马、脑干等区域。

【典型病例展示】

病例　患者,男,5 岁。出生后发现右眼睑肿胀(图 2-4-1)。

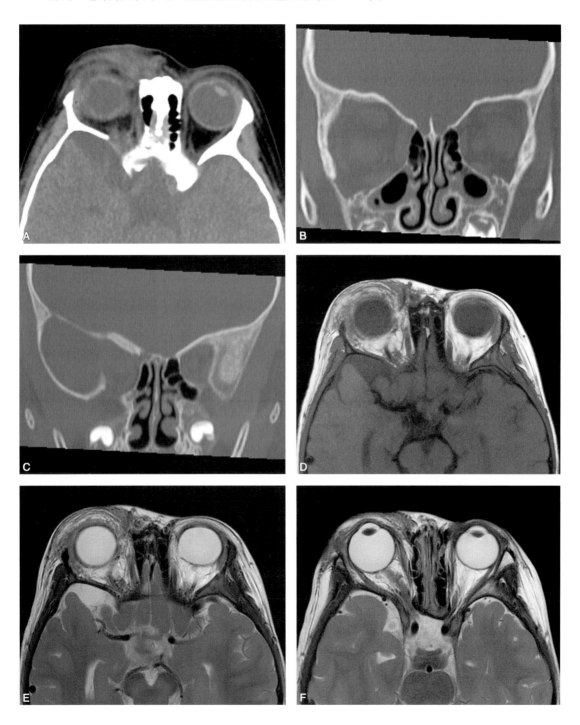

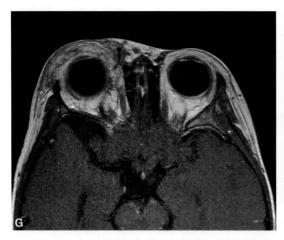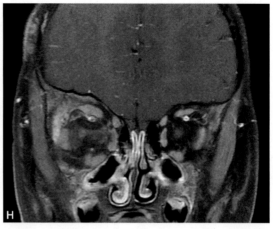

图 2-4-1　右侧眼眶神经纤维瘤病 I 型

CT 横断位软组织窗（图 A）示右眼睑及眶周等密度不规则丛状软组织影,蝶骨大翼骨质缺损、眶上裂扩大;CT 冠状位骨窗（图 B）示右眼眶腔扩大,以上下径增大为著;CT 冠状位骨窗眶尖层面（图 C）示右侧蝶骨大翼骨质缺损;MRI 横断位 T_1WI（图 D）及 T_2WI（图 E、图 F）示右眼睑、眶周及眼球周围丛状软组织影呈 T_1 等信号、T_2 略高信号;MRI 横断位 T_2WI（图 E）示右眼球增大,视神经周围亦可见条索影;MRI 增强扫描横断位 T_1WI（图 G）示右眼睑及眼球周围异常信号明显强化;MRI 增强扫描冠状位 T_1WI 脂肪抑制序列（图 H）示右侧眼外肌增粗,视神经周围条索影可见强化,右侧颞部皮下亦可见片状强化灶。

【诊断思路及诊断要点】

尽管 NF1 是遗传性疾病,眼眶表现是渐进性的,随着时间的推移而发展。眼眶检查发现 NF1 的一种影像学表现时,就要检查全身情况确定或排除 NF1。MRI 是评估眼眶、颅外及颅内病灶的理想方法,CT 可评估颅底骨质缺损及制订手术计划。另外,丛状神经纤维瘤在外观快速变化时应警惕恶性肉瘤样变。

诊断要点:①皮肤或皮下典型的咖啡牛奶斑或神经纤维瘤;②眼球突出,眼睑及眼眶内有不规则软组织肿块,边界清楚,增强后明显强化;③眼眶扩大,眶骨骨质缺损可继发脑膜膨出或脑膜脑膨出;④伴或不伴有视神经胶质瘤。

第五节　眼眶常见先天性病变影像鉴别诊断思路及要点

一、诊断思路

1. 观察眶部各结构　小儿患者常因外观异常而行眼部影像检查,如白瞳、突眼、眼睑肿胀、眼位异常等,诊断时应注意观察是否由眼眶各结构的发育异常引起症状。眼眶影像检查常规观察内容包括眶壁骨质是否完整（例如 NF1 常伴蝶骨大翼发育不全）、眶腔形态有无异常（例如 NF1 立卵征,颅面部发育畸形可致眶腔变浅、眼球突出）、眼球有无异常（包括形态、大小、密度改变）、视神经及眼外肌发育情况（有无缺如、形态异常）。眼眶先天性疾病可为双侧发病,也可只见于单侧,在观察眼眶结构时不仅要双侧对比观察,还需在正常解剖结构的基础上与同年龄段的其他患者图像进行对照分析。注意排除扫描时两侧眼眶不对称或重建图像上两侧眼眶不对称所造成的假象。

2. 年龄　眼眶先天性病变常在婴幼儿或儿童期发现,但部分病例可出现于成人,如皮样囊肿通常在童年和青少年时期出现,但部分深部病变见于成人;NF1是遗传性疾病,眶部表现出生时常不明显,肿瘤在儿童期开始出现,随着时间的推移而发展,并发症逐渐加重。均应注意与后天性病变鉴别。

3. 寻找综合征和相关系统性疾病　特别是怀疑眼眶神经纤维瘤病Ⅰ型时,要结合全身检查确定或排除NF1。

二、鉴别诊断思路

1. 大眼球　①先天性青光眼:出生时出现,通常为双侧,表现为眼球前后径增大、前房变深;②神经纤维瘤病Ⅰ型:眼球增大,葡萄膜和巩膜层变薄,可伴有视神经胶质瘤、蝶骨大翼发育不良、丛状神经纤维瘤等;③后巩膜葡萄肿:变性近视导致后部葡萄肿,表现为眼球变长,后部巩膜-葡萄膜环变薄,单侧或双侧;④轴性近视:眼球前后径变大,呈卵圆形,单侧或双侧。

2. 小眼球　①先天性小眼球:变形的小眼球,单侧或双侧,伴缺损或囊肿;②PHPV:小眼球,玻璃体内有管状、柱状或三角形强化组织,没有钙化;③早产儿视网膜病:低体重早产儿的血管增殖性病变,表现为双侧小眼球、眼球密度增高、视网膜脱离,晚期可出现钙化;④Coats病:患眼较正常略小,渗出性视网膜病伴视网膜脱离,增强后强化,无钙化;⑤眼眶创伤:创伤导致眼球破裂,表现为小眼球伴球内出血,也可伴有球内积气、异物等。

3. 眼球密度增高　①视网膜母细胞瘤:儿童最常见的眼球肿瘤,好发于3岁以下,表现为眼球内有高密度钙化的肿块、眼球正常或增大;②PHPV:出生后不久即出现白瞳症,小眼球,晶状体后方管状、柱状或三角形强化组织,没有钙化;③Coats病:好发于5~8岁,患眼大小正常或较正常略小,眼球内高密度影,增强后强化,无钙化,眼底检查显示眼底多发血管异常;④早产儿视网膜病:与吸氧有关的早产儿视网膜血管发育异常,表现为双侧小眼球、眼球密度增高、视网膜脱离,晚期可出现钙化。

4. 眶壁骨质缺损　①皮样及表皮样囊肿:最常累及眼眶外上壁颞额缝区,表现为边界清楚的低密度肿块,内含脂肪或液体,大部分病变处有光滑的扇形骨质重塑,边缘变薄或开裂;②眼眶神经纤维瘤病Ⅰ型蝶骨发育不良:蝶骨大翼及眼眶外侧壁骨质缺损、脱钙或重塑,中颅窝增大伴颅内组织疝入眼眶,常伴有中颅窝蛛网膜囊肿、丛状神经纤维瘤等;③先天性蝶眶脑膨出:蝶骨大翼-眼眶后部脑膜脑膨出。

报告书写规范要点

（1）描述病变形态、大小、有无钙化、与眼环关系,观察眼眶骨质形态和变化、眶腔形态、眼球形态、晶状体形态和变化、玻璃体密度、眼上下静脉及眼动脉有无扩张、眼外肌及视神经形态有无异常、肌锥内外间隙有无异常、泪腺及泪囊区、眼睑情况。

（2）全面观察,由病变主体开始描述,注意邻近组织关系及伴发改变。

例如:

影像描述:CT扫描可见右侧眼眶外上象限类圆形脂肪密度影,边界清晰,眶壁骨质受压性改变,MRI可见病灶呈T_1WI高信号、T_2WI高信号,增强后内部无强化,囊壁轻度强化。

影像诊断:右侧眼眶皮样囊肿。

===== 练习题 =====

1. **名词解释**
   立卵征
2. **简答题**
   神经纤维瘤病Ⅰ型的诊断标准及主要眶部表现有哪些?

（于文玲）

===== 推荐阅读文献 =====

［1］王振常,鲜军舫,兰宝森.中华影像医学:头颈部卷.3版.北京:人民卫生出版社,2019.

［2］鲜军舫,史大鹏,陶晓峰.头颈部影像学:眼科卷.北京:人民卫生出版社,2014.

［3］KOCH B L,HAMILTON B E,HUDGINS P A,et al. Diagnostic imaging:head & neck. 3rd ed. Philadelphia:Elsevier,2017.

第三章

眼眶外伤

第一节 眼眶骨折

【简介】

眼眶骨折(orbital fracture)按照骨折类型可分为眼眶爆裂骨折、眼眶直接骨折和眼眶复合型骨折。眼眶是一个锥形骨腔,眶缘骨质以外侧壁最为坚厚,眶上壁为前颅窝底,眶下壁为上颌窦顶,而眶内侧壁与筛窦以较薄的筛骨纸板相隔。当钝性打击眼部致眼眶内压力骤然升高导致眶壁薄弱部位发生骨折而眶缘无骨折,称为眼眶爆裂骨折,常发生于眶内侧壁的中央部及下壁的眶下沟骨质薄弱区,可发生眶内软组织嵌顿于骨折处或陷于鼻窦腔。眼球内陷和复视是眼眶爆裂骨折常见的临床症状。眼眶直接骨折是致伤力直接作用于眶壁而发生的骨折。骨折可见于眼眶的各壁,且同时伴有眶缘的骨折,为外力作用于颅面骨致颅面骨骨折累及眶壁,可继发眶内出血、软组织水肿、眼球损伤等。眼眶复合型骨折指爆裂骨折及直接骨折同时存在。

【影像学表现】

1. X 线片 对于眼眶骨折,传统的 X 线检查已被 CT 检查所取代,目前影像科室已经很少采用。

2. CT 表现 CT 是诊断眼眶骨折首选和最准确的方法,CT 检查可以直接确定眼眶骨折的部位、范围,判断是否移位,并能够显示眼外肌、眶内脂肪、出血、气体及视神经的改变,眶内容物嵌顿于鼻窦内的程度,观察眶周结构变化。

(1) 直接征象:眶壁骨质连续性中断、粉碎及骨折片移位。

(2) 间接征象:患者眼眶、眼睑软组织肿胀,眼外肌增粗、移位及嵌顿,鼻旁窦腔内积液积血,眶内容物嵌顿出现"泪滴征",即爆裂骨折眶内容物脱入上颌窦腔,悬垂软组织形似泪滴。

3. MRI 表现 对骨折继发性软组织改变,可观察眶内容物有无嵌顿,对骨折直接征象显示不充分。

【典型病例展示】

病例1 患者,男,32 岁。车祸伤(图 3-1-1)。

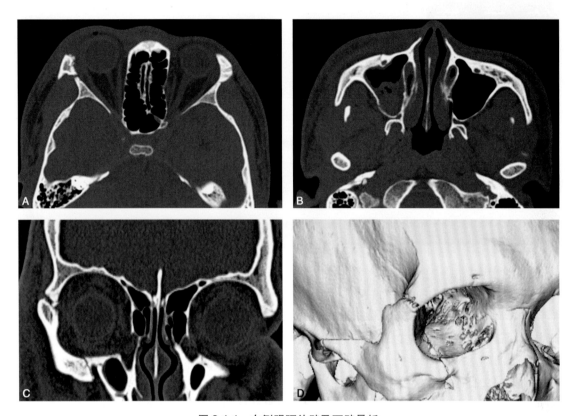

图 3-1-1　右侧眼眶外壁及下壁骨折

CT 示:右眼眶外侧壁骨皮质中断(图 A);右侧眶下壁、右侧颌窦前外侧壁骨皮质中断,伴有右侧上颌窦积液(图 B);冠状位重建及容积再现(VR)重建示右眶外侧壁、眶下壁骨折(图 C、图 D)。

病例2　患者,男,50 岁。拳击伤(图 3-1-2)。

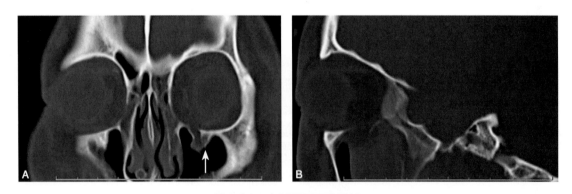

图 3-1-2　左侧眼眶下壁骨折

CT 示:冠状位(图 A)、矢状位(图 B)重建示左眼眶下壁骨折,眶内脂肪疝出,可见"泪滴征"(箭头)。

病例3　患者,男,14 岁。车祸伤(图 3-1-3)。

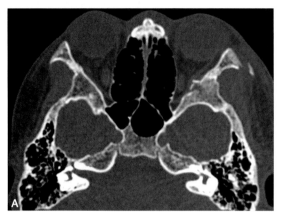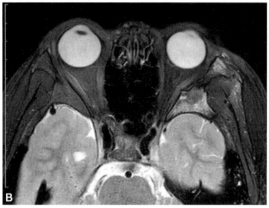

图 3-1-3　左侧眼眶外壁骨折

CT(图 A)示左眼眶外侧壁骨皮质中断,断端轻度成角、移位;MRI(图 B)示骨折邻近的眼外直肌略增粗、信号增高。

病例4　患者,女,59 岁。右眼钝器伤(图 3-1-4)。

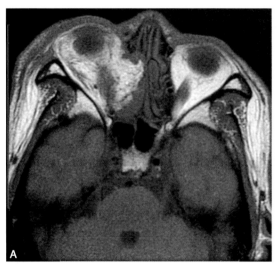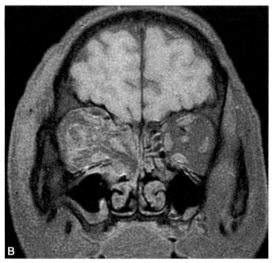

图 3-1-4　右侧眼眶内壁骨折

MRI 示:横断位(图 A)、冠状位(图 B)右眼眶内侧壁骨皮质中断,眶内脂肪疝入右侧筛窦,右侧筛窦黏膜增厚。

【诊断思路及诊断要点】

眼眶骨折首选高分辨率 CT 检查,薄层多平面重建能很好地显示骨折、眶内容物及软组织的改变。

诊断要点:①明确的颅面部、眶部外伤史;②临床表现眶周软组织肿胀、眼球损伤、运动障碍等症状;③CT 显示骨折直接征象;④CT 或 MRI 显示眶内软组织改变。

第二节 视神经管骨折

【简介】

视神经管骨折(optic canal fracture)是头面部外伤后视神经受损导致失明或者视力下降的主要原因之一。视神经管位于中颅窝底,位置较深,四周毗邻结构复杂。视神经分为颅内段、视神经管段、眶内段及眼内段,其中视神经管段包围视神经的脑膜与骨膜紧密相连,故视神经管段固定于骨管内,最易受到损伤。临床上早期准确诊断视神经管骨折有利于指导临床治疗,避免失明等严重后果。

【影像学表现】

视神经管骨折的直接征象为管壁的骨质连续性中断、移位和/或粉碎。间接征象为蝶窦或筛窦内的积液(积血)、积气。可同时伴有筛窦、蝶窦及眼眶壁的骨折,眶内积液及积气。引起视神经损伤可表现为视神经水肿、增粗、断裂、粗细不规则或者萎缩。

1. X线片 传统X线视神经孔位摄片可以显示视神经管骨折的情况,因受摆放体位及摄片条件的影响,成像质量难以保证,故现在已不作为临床首选影像检查方式。

2. CT表现 高分辨率CT骨算法扫描对视神经管骨折具有明确的诊断意义,可以直接观察视神经管骨折时骨壁情况及与视神经关系,视神经管有无变形,以及相邻颅底结构。视神经管四壁中,内壁最长但最薄,因此内侧壁骨折的发生率最高。CT诊断对视神经损伤没有明显优势,软组织窗下观察可以发现视神经增粗、扭曲是最常见的征象。有明确的视神经管骨折或者变形可以间接提示视神经损伤。

3. MRI表现 MRI扫描对于诊断视神经管骨折不具有优势,但对视神经的观察较CT清楚。

【典型病例展示】

病例 患者,男,31岁。车祸伤(图3-2-1)。

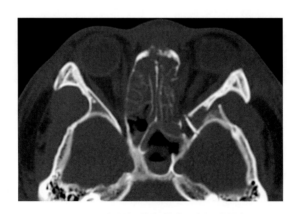

图3-2-1 左侧视神经管内、外侧壁骨折
CT平扫:左侧视神经管内、外侧壁骨折、骨片移位,视神经管变形、狭窄,视神经卡压、边缘不清,同时伴有左侧筛窦纸板、蝶骨翼骨折,眶脂体疝出,筛窦及蝶窦积血。

【诊断思路及诊断要点】

视神经管骨折的诊断首选 CT 检查,结合多平面重建技术及容积重建观察,视神经受损应当及时、尽早进行 MRI 检查。

诊断要点:①明确的外伤史;②视力严重下降、失明;③CT 直接显示视神经管骨壁连续性中断、移位;④MRI 显示视神经水肿、变粗、断裂、粗细不规则,甚至萎缩。

第三节 眼 部 异 物

【简介】

眼部异物(eye foreign body)是眼外伤中最常见、损伤最为严重的一类疾病。眼部异物既可以直接损害眼球,又因异物存留在眼内或眶内造成感染或化学性损伤,甚至发生交感性眼炎。所以,对眼部异物的及时诊断与积极治疗,对保存患者的眼球及视力非常重要。

除了异物位于眼表面外,几乎所有眼部异物都要应用影像学检查,以明确异物性质、数量、部位及继发眼部损害等。

眼部异物的分类方法有 3 种:

1. 按照异物的理化性质 分为金属类和非金属类异物。金属类异物:具有磁性的异物有铁、铁合金等,非磁性的异物有铜、铝、铅、镍等;非金属类异物:植物性异物有木质、竹,非植物性异物有骨、水泥、玻璃、石块等。

2. 按异物吸收 X 线程度 分为不透光、半透光以及透光异物。不透光异物,如铁屑、矿石、铅弹等,又称“阳性异物”;半透光异物,如铝、矿砂、石块、玻璃等,部分吸收 X 线,因而显示异物影密度较淡;透光异物,如木屑、竹等,不吸收 X 线,因而异物不显影,又称“阴性异物”。

3. 按异物位置 分为眼内异物、球壁异物、眶内异物。

【影像学表现】

1. X 线片 X 线不易穿透金属类异物,所以诊断较易。非金属类异物如木质等,几乎完全不吸收 X 射线,从而不能显影。目前对于眼部异物的诊断与定位,传统 X 线检查已基本被超声、CT 及 MRI 取代。眼异物共性 X 线表现:①异物的形态多不规则;②异物的密度多较均匀;③异物影像的四周有晕影,晕影的宽度与异物-胶片距和 X 线球管焦点的大小成正比;④相同体位重复摄片,异物大小、形态和位置无改变;⑤眼眶正侧位所见同一异物都在眼眶内,正位片异物位于眼眶中心约 10mm 半径范围内,侧位片上异物位于眼眶前缘后 20mm 距离内,异物位于眼球内可能性较大。

2. CT 表现 CT 为发现眼部异物及异物定位的主要方法。直接征象表现为:可在眼球、球壁发现异物,由于各类异物质地不同,所以显示的密度不同,金属类异物 CT 值均在 400HU 以上,并产生放射状金属伪影。异物的体积越大,密度越高,所产生的伪影就越严重,有时影响实际大小的测量。间接征象主要为眼穿孔,包括眼环增厚,常为眼球壁充血、水肿及球壁炎症。晶状体肿胀表现为密度减低、边缘模糊或显示不清。植物性异物,如木、竹等密度均较低,所以 CT 缺乏特异性。CT 检查可在球内发现略高密度、混杂密度或低密度的条索状影,若时间较长,可出现眶窦道形成,以及眼球突出、睑下垂、眼球固定、运动受限等改变。CT 诊断植物性异物应根据病史并参考眼部征象,必要时做 MRI 检查。

3. **MRI 表现**　MRI 检查对非磁性异物显示较好,当有金属类异物时禁用 MRI 检查。直接征象:眼环内出现低信号区,不伴有伪影,T_2WI 以及质子密度像对球内非磁性异物检出率明显高于 T_1WI(图 3-3-3)。因为玻璃体在 T_2WI 以及质子密度像呈高信号,与低信号的异物形成对比。巩膜在各种序列均呈低信号,与异物不易区分,特别是小的眼球壁异物容易漏诊。间接征象:可以发现玻璃体内的出血、眼内炎、增生性玻璃体视网膜病变、眼球萎缩等。

【典型病例展示】

病例 1　患者,男,22 岁。左眼外伤即刻,铁屑异物(图 3-3-1)。

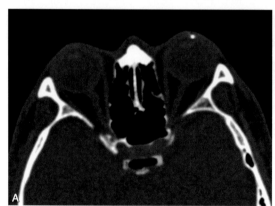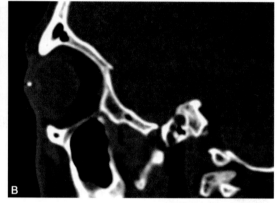

图 3-3-1　左侧眼眶异物

CT 骨窗横断位(图 A)、矢状位(图 B)示左眼前环点状高密度影,患者有接触铁屑史,临床证实异物位于角膜内。

病例 2　患者,男,46 岁。左眼钉子贯穿伤(图 3-3-2)。

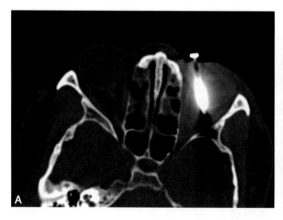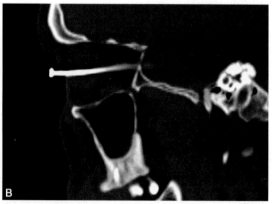

图 3-3-2　左侧眼眶异物

CT 骨窗横断位(图 A)、矢状位(图 B)示左眼钉状异物贯穿左眼,异物伴有较大放射状金属伪影。

病例3　患者,男,22岁。右眼外伤3天,玻璃异物(图3-3-3)。

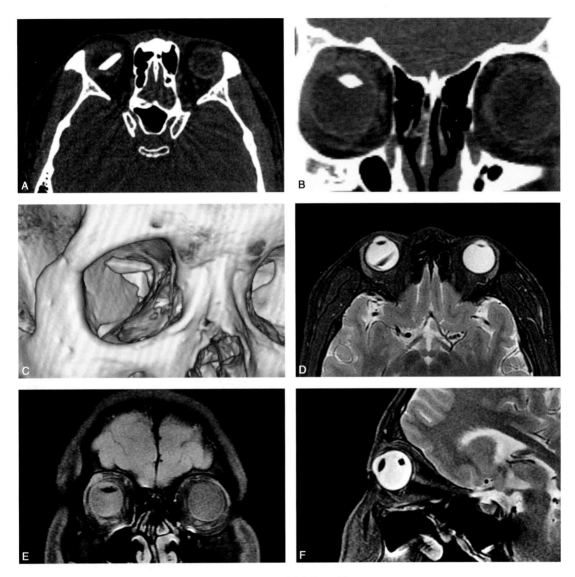

图3-3-3　右侧眼眶异物

CT横断位(图A)、冠状位(图B)、VR重建(图C)示右眼玻璃体内条状高密度异物。MRI横断位T_2WI(图D)、冠状位T_1WI(图E)、矢状位T_2WI(图F)各个序列显示异物为低信号,玻璃体在T_2WI像呈高信号,与低信号的异物形成对比,伴有右眼颞侧后部局部视网膜脱离(图D)。

【诊断思路及诊断要点】

眼外伤病史,尤其是表现为眼穿通伤。CT直接显示球内或者球壁上高密度异物影。植物性异物MRI在T_2WI或者质子密度像上显示球内或者球壁低信号异物影。细小的异物往往需要同钙化进行鉴别,此时要结合病史很重要。

第四节 眼眶外伤性病变影像鉴别诊断思路及要点

一、诊断思路

眼外伤是临床常见的眼病,影像学检查在诊断眼外伤中有重要作用,尤其对于临床检查受限的眼球外伤、眼眶损伤及异物定位,影像学检查有其独到价值。

眼眶或视神经管的骨质连续性中断、粉碎及移位改变和/或伴有骨折周围的软组织改变或邻近鼻窦内的密度增高影或气-液平面可诊断为骨折。

眼部异物种类很多,根据异物的性质、进入路径和相应的临床表现选择最佳检查方法,多排 CT 重建的斜矢状位和冠状位是显示金属类异物及高密度异物的最佳检查方法。

二、鉴别诊断思路

与眼眶孔管沟等正常结构的鉴别要点:孔管沟等正常结构骨质边缘光滑,周围无软组织改变,邻近鼻窦内不会出现气-液平面;熟悉正常孔管沟等的表现可减少或避免误诊。

针对眼部异物,合理的选择检查方法是减少或避免误诊的关键;眼部高密度异物应与滑车钙化及眶壁骨折后游离骨片鉴别。

报告书写规范要点

（1）观察眼眶骨质结构、眼眶与视神经管、眼球大小、形态与内部结构情况、视神经情况、眼外肌与眶内脂肪间隙情况、眶周围鼻窦与颅内情况。

（2）全面观察,由病变主体开始描述,注意周围邻近组织关系及伴发改变。

例如:

影像描述:CT扫描可见右侧眶下壁骨皮质中断,骨折片向内下方移位,下直肌局部受压并嵌顿,眶内脂肪疝入上颌窦表现为"泪滴征",余结构未见明显异常。

影像诊断:右眶下壁骨折。

═══ 练习题 ═══

1. 名词解释

（1）眼眶爆裂骨折

（2）泪滴征

（3）阴性异物

2. 选择题

（1）眼眶爆裂骨折发生于

    A. 眶上壁　　　　　　　　B. 眶下壁　　　　　　　　C. 眶外侧壁

    D. 眶内侧壁　　　　　　　E. 眶内侧壁和/或下壁

（2）禁用 MRI 检查的眼部异物是

　　A. 铁　　　　　　　B. 镍　　　　　　　C. 木屑

　　D. 玻璃　　　　　　E. 石子

（3）X 线检查不显影的眼部异物是

　　A. 木屑　　　　　　B. 石子　　　　　　C. 玻璃

　　D. 铁　　　　　　　E. 铅弹

（4）关于视神经管骨折的描述,错误的是

　　A. 视神经易受损伤　　　　　　B. 内侧壁骨折发生率最高

　　C. 首选 CT 检查　　　　　　　D. 怀疑视神经受损应做 MRI 检查

　　E. CT 检查的优势在于发现视神经损伤

（5）眼眶骨折的间接征象不包括

　　A. 眼眶壁骨质中断　　B. 颅骨骨折　　　　　C. 窦腔积血

　　D. 眼外肌增粗移位　　E. 眶内积气

3. 简答题

（1）简述眼眶爆裂骨折发生原理、CT 直接及间接征象。

（2）简述眼眶异物的种类及影像学检查方法的选择。

选择题答案：（1）E;（2）A;（3）A;（4）E;（5）A

（王　悍　张　蕾　杨　嘉）

══ 推荐阅读文献 ══

[1] 李文华,王滨,王振常,等.眼科影像学.北京:人民卫生出版社,2004.

[2] 鲜军舫,史大鹏,陶晓峰.头颈部影像学:眼科卷.北京:人民卫生出版社,2014.

第四章

眼眶脉管源性病变

第一节　眼眶海绵状血管瘤

【简介】

眼眶海绵状血管瘤(orbital cavernous hemangioma,OCH)是成人最常见的眶内原发性肿瘤。因肿瘤生长缓慢,几乎均在青年以后发病,女性较男性多见。该肿瘤为先天发育畸形所致,病理本质上为一种错构瘤,并非真性肿瘤。多见于单眼发病,主要表现为单侧进行性突眼。

【病理基础】

属于一种先天性发育畸形,由许多血管窦和纤维间隔构成,有完整的包膜,镜下由高度扩张的窦状血管组成,与眼眶内的血管无关,血管腔内通常充满红细胞;有证据表明海绵状血管瘤的发生发展受到雌激素的影响,雌激素受体(ER)在快速生长的血管瘤中呈阳性。在增生期血管瘤中,ER 和血管内皮生长因子(VEGF)表达较高,且 ER 的表达与 VEGF 存在相关性。

【影像学表现】

1. CT 表现　多位于眼眶肌锥内,表现为眶内肿块,边界清楚、光整,绝大多数为单发。大多数海绵状血管瘤与眼外肌等密度,密度均匀,CT 值平均 55HU。少数病变内可见小圆形高密度钙化。CT 动态增强扫描呈"渐进性强化",即在动脉期病变边缘有明显的结节状强化,静脉期和延迟期可见强化范围逐渐扩大(由于病变内有多个血管窦腔,造影剂逐个进入),密度趋于均匀。最后由于造影剂流出,密度降低,呈等密度表现。有时可见眶尖"空虚"征,即病变不侵及眶尖脂肪,表现为低密度区。

2. MRI 表现　检查可以清晰显示海绵状血管瘤与眼眶眼外肌及视神经的关系,与眼外肌相比,T_1WI 呈等信号或稍低信号,T_2WI 呈明显高信号,与眼球玻璃体信号相似,这主要与病变内流动缓慢的血液和间质内有较多液体有关。病变内大部分信号均匀,少数可见点状低信号,可能代表小的静脉石。病变信号随 TE 值升高而升高,但此征象不具有特异性。海绵状血管瘤显示为"渐进性强化",与 CT 增强扫描类似,同时有着明显优越性。由于 MRI 增强剂在病变内停留时间较长,而且 MRI 对顺磁性造影剂较敏感,显示"渐进性强化"过程更为明确。病变在动脉期表现为不均匀斑片状强化,静脉期和延迟期表现为造影剂逐渐向中心充填,最终整个病变呈明显均匀强化,这是海绵状血管瘤特征性的诊断征象。有研究认为注射造影剂后肿瘤开始出现的小点状强化是供血动脉与病变的连接点,造影剂在这一点聚集,并通过血管窦腔逐渐充填整个瘤体,这是眶内海绵状血管瘤强化方式的病理基础。

【典型病例展示】

病例 1　患者,男,24 岁。左侧眼球突出、胀痛、充血 10 余年(图 4-1-1)。

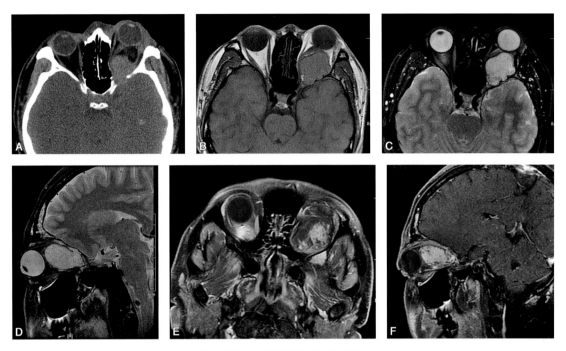

图 4-1-1　左侧眼眶海绵状血管瘤

CT：平扫横断位（图 A）可见左侧眼球突出，左侧眼眶内肿块影，呈均匀等密度，视神经受压内移，眶后壁骨质受压吸收。MRI：T_1WI 横断位（图 B）病变呈分叶状等信号，T_2WI 脂肪抑制横断位（图 C）及矢状位（图 D）示病变位于肌锥内，呈明显高信号，边缘区域可见多发结节样等信号影。增强扫描脂肪抑制横断位（图 E）及矢状位（图 F）可见病变明显不均匀强化，随时间延长强化范围扩大（矢状位在横断位之后 6 分钟开始扫描），其内可见斑点状及条状弱强化区。

病例 2　患者，女，60 岁。左侧眼球突出 1 年，视力减退 1 个月（图 4-1-2）。

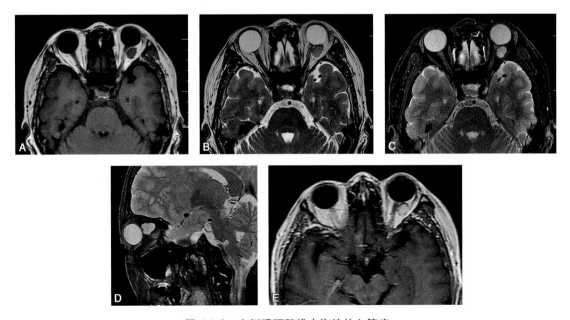

图 4-1-2　左侧眼眶肌锥内海绵状血管瘤

MRI 平扫 T_1WI 横断位（图 A）可见左侧眼球略突出，左侧眼眶肌锥内浅分叶状肿块，呈均匀稍低信号，视神经轻度受压内移。T_2WI 横断位（图 B）病变呈等信号，T_2WI 脂肪抑制横断位（图 C）及矢状位（图 D）呈高信号。增强扫描横断位（图 E）病变呈均匀明显强化，境界清楚。

35

【诊断思路及诊断要点】

1. **临床表现** 临床多见于成年女性,病程长,患者早期缺乏症状和体征。就诊时多有单侧无痛性眼球突出,为缓慢性、渐进性眼球突出。部分患者可见视力下降、眼球运动障碍,后期眼球向病变方向转动受限。

2. **实验室检查** 眼底检查,原发于眶尖的肿瘤可引起视神经萎缩,肌锥内前部肿瘤压迫视神经可引起视盘水肿。

3. **影像学检查** 对于大于 1.5cm 的海绵状血管瘤,"渐进性强化"是其特异性征象。对于小于 1.5cm 的病变,建议在注入造影剂后 2 分钟内进行单层动态增强扫描,然后再按常规扫描,这样有助于较小的病变显示"渐进性强化"征象。

第二节 眼眶静脉曲张

【简介】

眼眶静脉曲张(orbital venous malformation)是发生在眶内的静脉畸形性扩张。病变为一条囊状或多条迂曲扩张的静脉构成,常包绕眼眶正常结构。血管腔大而壁薄,畸形血管内可见血栓形成,有时可见钙化形成的静脉石。

眼眶静脉曲张分为两型。一为原发性,无任何前驱因素所致的血管畸形扩张,多见于青年;二为继发性,静脉内压力增加导致血管扩张,如眼眶外伤或颈动脉-海绵窦瘘引起的眶内静脉曲张属于此类。

【病理基础】

病理上静脉曲张与静脉性血管瘤的管壁均为成熟的静脉血管,都属于静脉畸形,但前者具有更显著的体位性眼球突出,说明血管腔及导血管更大,与体循环沟通通畅。

【影像学表现】

临床疑有眼眶内静脉曲张者,需加做俯卧横切位或仰卧冠状位,或者加压后横切位,以显示病变的体积变化。如上述体位或加压后病变增大,可提示诊断。

1. **CT 表现** 眼眶内结节状、索条形或团块状软组织影,其密度与眼外肌相仿,边界多较清楚,呈类圆形或分叶状。累及眼上静脉时,在视神经与上直肌之间显示指向眶尖的条状或团块状等密度影。部分病例可见静脉石,呈点状高密度影。增强后扫描,眶内扩张的静脉显著强化,呈扭曲增粗的条状或团块高密度影。若有血栓形成则局部无强化。由于少数曲张静脉的占位效应,邻近眶内结构如眼外肌和视神经可有受压移位征象,导致眼球突出,眶壁受压变薄。如球后脂肪长期受压萎缩,则眼球反而内陷。鉴于患者存在体位性突眼,检查时采用一些增加颈静脉压的方法[如仰卧颈过伸、压迫颈静脉或瓦尔萨尔瓦动作(Valsalva 动作)等],以观察眶内病变大小是否改变,对诊断很有帮助。

2. **MRI 表现** 其信号强度与曲张静脉内血流状态和有无血栓形成有关。血流速度较快时,因流空效应而呈条状或团块状无信号区;血流速度较慢时,呈等或稍长 T_1、等或稍长 T_2 信号;血流停滞者,表现为软组织肿块;曲张静脉内若有血栓形成或合并出血时,信号呈多样化改变。增强后缓慢流动的血液强化较为明显,呈高信号;快速流动的血液表现为流空信号,血栓形成区域无强化,两者均呈低信号。

【典型病例展示】

病例 患者,男,53 岁。低头时右侧眼球突出 1 年(图 4-2-1)。

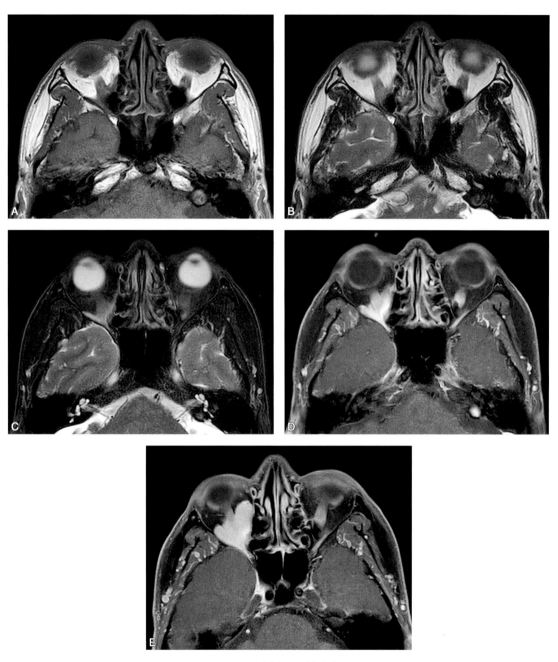

图 4-2-1　右侧眼眶静脉曲张

MRI:T_1WI横断位(图 A)、T_2WI横断位(图 B)可见病变位于眼眶后下部,呈等信号影,T_2WI脂肪抑制横断位(图 C)示病变呈铸形样高信号,紧贴眶后壁。不加压增强扫描横断位(图 D)可见病变体积较平扫时增大,均匀明显强化,包绕右侧下直肌,加压 T_1WI横断位(图 E)可见病变体积较不加压时更大,前缘呈波浪状。

【诊断思路及诊断要点】

1. **病史** 原发性眼眶静脉曲张多见于青年。继发性眼眶静脉曲张多见于眼眶外伤后,亦可由颈动脉-海绵窦瘘引起。

2. **临床表现** 静脉曲张是引起眼球内陷的常见病因,典型的体位性眼球突出多可提示诊断。直立或端坐位眼球位置正常或内陷,低头或压迫颈静脉后眼球突出,眶周胀痛,上睑下垂,眼球运动障碍,甚至一过性视力丧失。

3. **影像学检查** 颈内静脉加压前后或仰/俯卧位对比 CT 及 MRI 扫描是诊断静脉曲张、显示畸形血管位置和范围的重要手段。病变在颈内静脉加压前显示不明确或较小,加压后病变明显增大,可见稍高密度病变偏于一侧或充满整个眼眶,呈类圆形或分叶状,边界清楚。加压后 CT 扫描还能发现部分患者眶内存在大小、数量不等的静脉石。MRI 可显示静脉曲张的长 T_1 长 T_2 信号,尤其在 T_2WI 与玻璃体信号相近,多位于眶内上、下象限,对于诊断和鉴别诊断有一定帮助。

眼眶静脉造影是确诊眼眶静脉曲张最可靠的检查方法。

第三节 眼眶淋巴管瘤

【简介】

眼眶淋巴管瘤(orbital lymphangioma)是由衬以单层内皮细胞的淋巴管形成的错构瘤,其病因不明,可能是一种发育畸形或先天性淋巴管引流梗阻的继发表现。

本病多见于儿童和青少年,生长缓慢,可随着年龄增长而逐渐增大。临床表现主要是眼球突出和眼睑肿胀,绝大多数无体位性改变。位于眼睑者,眼眶皮下可触及柔软的无痛性肿物,位于眶内者多位于眼眶内上侧,有时可触及有一定弹性的柔软肿物,表面光滑,边界不清。肿物累及眼外肌、视神经时,可出现复视、眼球运动障碍、视力减退等症状。

【病理基础】

1. **巨检** 淋巴管瘤为无包膜的不规则肿块,有分叶,瘤体切面呈蜂房状、海绵状或囊状。根据肿瘤内淋巴管的大小,病理上分三型:毛细淋巴管瘤、海绵状淋巴管瘤和囊性淋巴管瘤。其中囊性淋巴管瘤最多见,管腔内有清亮的淋巴液,又称"囊性水瘤"。

2. **镜下表现** 镜下见淋巴管瘤一般由扩张的大小管径不同的淋巴管和静脉组成,管腔内由单层扁平内皮细胞衬附,腔内常可见淋巴液,管腔周围间质内常可见淋巴细胞浸润,淋巴管腔周围缺乏平滑肌(偶见丛状的平滑肌细胞)及外皮细胞。

【影像学表现】

1. **CT 表现** 分局灶性和弥漫性两种类型,以弥漫性多见。局灶性病变多位于肌锥外间隙,呈椭圆形,而弥漫性病变通常为不规则浸润性肿块,边界不清楚,同时累及肌锥内外间隙及眼睑。部分淋巴管瘤可反复自发出血,呈混杂密度肿块,少数呈均匀等密度肿块(与眼外肌密度相比),极少数病变内可有散在钙化灶。增强后大多数病变表现为不同程度的不均匀强化,强化方式为斑点状、斑片状强化,少数病变强化不明显。病变长期压迫眶壁可造成眶腔扩大,眶壁骨质变薄,但无骨质破坏。患侧眼球常有不同程度突出。

2. MRI 表现　淋巴管瘤是由多个充满液体的淋巴囊组成,最常见表现为 T_1WI 呈低信号,T_2WI 为高信号(与正常眼外肌比较),淋巴管瘤反复自发出血后,根据出血时间的不同可有多种 MRI 表现,主要表现为高、等、低混杂信号,典型者可见液-液平面。部分淋巴管瘤内可有粗大的血管,表现为信号流空征,具有一定的特异性。

【典型病例展示】

病例　患者,女,5 岁。左上睑肿胀、发青半个月(图 4-3-1)。

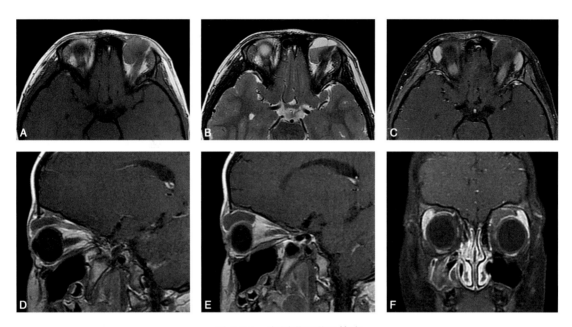

图 4-3-1　左侧眼眶淋巴管瘤

MRI 示左侧眼眶肌锥外囊性占位性病变,位于上直肌与内直肌之间。横断位 T_1WI(图 A)呈浅分叶状低信号影,边缘光整;横断位 T_2WI(图 B)可见液-液平面及囊内分隔;增强扫描横断位(图 C)、矢状位(图 D、图 E)及冠状位(图 F)见病变位于眼球内上方肌锥外间隙,囊壁及分隔呈线状强化,囊内容物未见强化。

【诊断思路及诊断要点】

淋巴管瘤可表现为椭圆形水样密度或信号肿块,但弥漫性不规则混杂密度/信号病变更为常见。若 CT 及 MRI 表现为高、等、低混杂密度/信号,不均匀强化,并出现液-液分层,或病变内/周围有粗大的流空血管,均为较特异性征象,结合患者年龄及无痛性突眼、眼睑肿胀等临床特征,有助于诊断淋巴管瘤。

第四节　颈内动脉海绵窦瘘

【简介】

颈内动脉海绵窦瘘(carotid-cavernous fistula,CCF)系颅内最常见的动静脉瘘,是发生在颈内动脉及其分支血管与海绵窦之间的直接或间接异常沟通,从而使动脉血经瘘管进入海绵窦,造成一系列循环紊乱和临床综合征。

　　根据病因,颈内动脉海绵窦瘘分为外伤性和自发性。外伤性者占 75%~85%,多为颅底骨折引起颈内动脉海绵窦段或其分支破裂所致。自发性者多见于中老年,主要由颈内动脉海绵窦段或其分支的动脉瘤破裂、动脉粥样硬化、硬脑膜动静脉畸形及海绵窦炎症所致。患者最常见的临床症状是搏动性眼球突出,通常可因按压患侧颈内动脉而搏动消失。此外,结膜充血水肿、复视、眼球运动障碍和上睑下垂也较为常见。颈内动脉海绵窦瘘最重要的体征是颅内和眼眶血管杂音,同时伴有搏动,部分在夜间加重。

　　【病理基础】

　　当发生颈内动脉海绵窦瘘时,由于海绵窦无瓣膜,动脉血经破口流入海绵窦,使海绵窦不同程度扩张,其属支静脉及吻合支发生逆流,导致相应静脉迂曲、扩张。

　　【影像学表现】

　　1. CT 表现　CT 平扫仅能显示眼球突出、眼睑肿胀及诸眼外肌弥漫性增粗。增强后可显示海绵窦在动脉期显影,扩张明显,并可显示多支引流静脉迂曲增粗,例如眼上静脉、内眦静脉、岩上窦、岩下窦、大脑中浅静脉、大脑上静脉的扩张等(图 4-4-1、图 4-4-2)。CT 血管成像(computed tomography angiography,CTA)扫描合并多层重建技术,如多平面重建和曲面重建,可直接显示颈动脉与海绵窦之间瘘口的大小、位置和形态,容积重建可多角度观察病变与邻近结构的空间关系,尤其在显示整体静脉引流方面最为重要。

　　2. MRI 表现　平扫可显示扩大的海绵窦内有迂曲扩张的血管流空信号,各引流静脉(如眼上静脉、内眦静脉、岩上窦等)走行扭曲、扩张,眶内组织因静脉回流受阻而肿胀,导致眼球突出,眼外肌普遍增粗及信号异常(眼外肌水肿致密度减低,T_2 信号增高),还可确定脑内有无出血、脑挫裂伤等改变。3D 时间飞跃法磁共振血管成像(time of flight MRA,TOF-MRA)能够更清晰地显示供血动脉来源(大部分为颈内动脉,少数为颈外动脉),还可显示引流静脉扩张及吻合支开放的程度,同时显示颈动脉的瘘口情况,但对小的瘘口显示不及 CTA 及对比增强 MRA(contrast-enhanced MRA,CE-MRA)。颈内动脉海绵窦瘘时患侧颈动脉血流经瘘口流入静脉内,瘘口远端的颈内动脉血供减少,从而出现"盗血"现象。MRA 可显示"盗血"征象、脑底动脉环(Willis 环)及交通动脉的开放情况。

　　【典型病例展示】

　　病例 1　患者,女,76 岁。右眼复视 1 个月,右眼胀痛伴上睑下垂 2 周(图 4-4-1)。

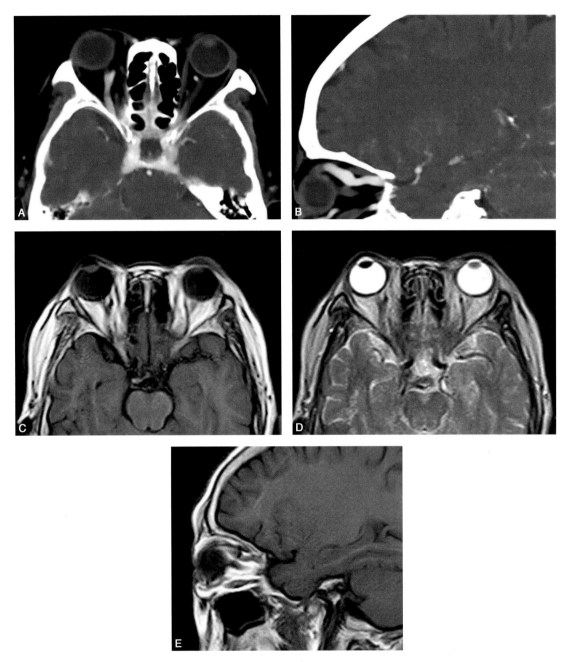

图 4-4-1 右侧颈内动脉海绵窦瘘

CT:增强扫描横断位(图 A)及矢状位(图 B)可见右侧眼上静脉迂曲增粗,右侧海绵窦扩大、密度增高。
MRI 示:T_1WI 横断位(图 C)、T_2WI 横断位(图 D)及 T_1WI 矢状位(图 E),右侧眼球突出,右侧眼上静脉增粗。

病例 2 患者,男,36 岁。左上睑下垂伴红肿 10 余天。查体:左上睑下垂,左眼内收、上视受限,左侧瞳孔缩小(图 4-4-2)。

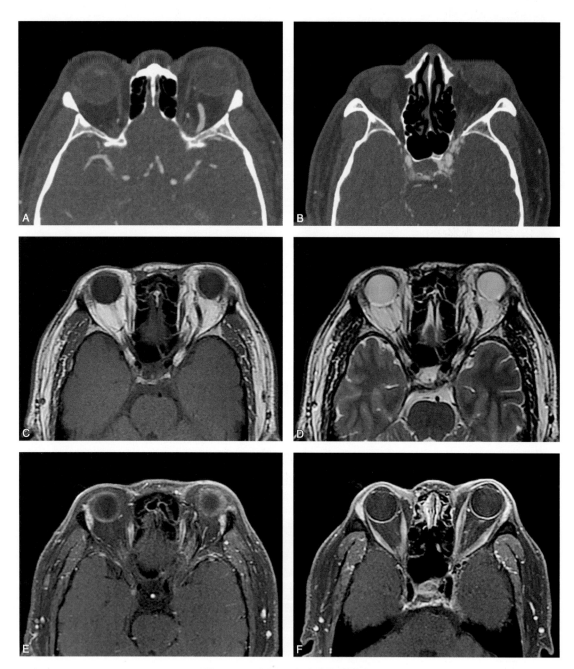

图 4-4-2 左侧颈内动脉海绵窦瘘

CTA 横断位(图 A)示左侧眼球突出,左侧眼上静脉增粗,其下层面(图 B)示左侧眶尖及海绵窦内迂曲扩张的血管影,海绵窦在动脉早期显影并扩张。MRI 平扫 T_1WI 横断位(图 C)、T_2WI 横断位(图 D)及增强扫描横断位(图 E)可见左侧眼上静脉增粗,呈流空血管影,增强扫描横断位(图 F)下层面示左侧海绵窦扩大,其内及左侧眶尖血管增粗迂曲。

【诊断思路及诊断要点】

如果患者出现一侧搏动性突眼、结膜充血水肿及眼眶血管杂音,影像学表现为患侧海绵窦扩大,眼上静脉及部分眼下静脉、内眦静脉、岩上窦、岩下窦扩张,眼外肌普遍增粗,应高度怀疑颈内动脉海绵窦瘘。CTA 或 MRA 发现颈动脉与海绵窦之间的瘘口是诊断本病的直接征象,并可显示瘘口的位置、大小和形态。

第五节 眼眶脉管源性病变影像鉴别诊断思路及要点

一、诊断思路

1. **定位** 首先判断病变是否来源于泪腺、视神经或眼外肌,然后确定病变位于肌锥内或肌锥外间隙,以及病变与周围结构的关系。

2. **定性** 观察病变范围、形态学及密度/信号特点,判断是否为脉管源性病变。眼眶海绵状血管瘤 T_2WI 呈明显高信号,动态增强扫描呈"渐进性强化"。眼眶淋巴管瘤为单囊/多囊样改变,典型者反复出血可见液-液平面。眼眶静脉曲张在颈内静脉加压后病变明显增大,有时可见迂曲扩张的血管影及静脉石。颈内动脉海绵窦瘘表现为增强扫描海绵窦在动脉期显影并扩张,可见多支引流静脉迂曲增粗。

3. 应当结合临床症状、体征和影像学表现,综合考虑最终诊断。

二、鉴别诊断思路

眼眶海绵状血管瘤和淋巴管瘤有典型的影像学表现,诊断相对容易。眼眶静脉曲张需要在颈静脉加压后才能良好显示,颈内动脉海绵窦瘘需要增强扫描显示海绵窦扩张并提前显影,以及迂曲增粗的引流静脉。后两种疾病除影像学特点外,需要紧密结合临床表现给出进一步诊断。

报告书写规范要点

(1) 描述病变部位、大小、形态、边界、累及范围等。

(2) 全面观察,注意病变典型征象的描写。如眼眶海绵状血管瘤需要描述动态增强扫描病变内的"渐进性强化"特点;眼眶淋巴管瘤需要描述单囊/多囊样形态学表现及液-液平面;眼眶静脉曲张必须说明图像是在颈静脉加压前还是加压后获得;颈内动脉海绵窦瘘需要观察海绵窦是否扩张,以及是否存在迂曲增粗的引流静脉。

例如:

影像描述:左侧眼球突出,左侧球后肌锥内可见分叶状肿块影,约 3.8cm×3.1cm,压迫视神经向内移位。肿块 T_1WI 呈等信号,T_2WI 呈高信号,边缘可见结节样等信号影。增强后动脉期肿块边缘可见斑片状明显强化,静脉期及延迟期肿块内强化范围扩大,逐渐向中心填充,其内可见斑点状、条状弱强化影。

影像诊断:左侧眼眶海绵状血管瘤。

<hr>

练习题

1. 名词解释
   颈内动脉海绵窦瘘
2. 简答题
   简述眼眶海绵状血管瘤的 CT 和 MRI 表现。

（王　渊）

推荐阅读文献

［1］梁熙虹,鲜军舫,王振常,等.眼眶淋巴管瘤的 CT 和 MRI 表现.中华放射学杂志,2000,34(5):334-337.

［2］毛永征,王振常,鲜军舫,等.原发性眼眶静脉曲张的 CT 和 MRI 表现.实用放射学杂志,2007,23(2):181-183.

第 五 章

眼眶感染及炎性病变

第一节　眼弓形虫病

【简介】

眼弓形虫病(ocular toxoplasmosis,OT)可以先天获得,也可后天感染,也可因为免疫缺陷和怀孕而引起疾病复发。出生后获得性感染中,眼睛感染弓形虫十分罕见。对于免疫抑制患者,尤其艾滋病患者,在 CD4 计数降低至 $100/\mu l$ 以下的情况下,寄生虫可再激活,通常会引起脉络膜视网膜炎,且在急性感染愈合后数年仍可复发。弓形虫脉络膜视网膜炎患者通常表现为眼痛和视力下降。复发性脉络膜视网膜炎通常发生在眼睛的后极(后葡萄膜炎),随着时间的推移,会导致视力模糊、畏光、中心视力丧失和失明。视网膜脉络膜炎是发展中国家儿童感染性失明和视力问题最常见的原因。

【病理基础】

弓形虫主要感染视网膜,但也涉及脉络膜、玻璃体和眼睛前房。位于视网膜和视神经的休眠囊肿激活,特征性病理改变是坏死性视网膜病变,表现为在非血管分布区的黄-白色棉絮状隆起病灶。活动性病变表现为灰白色的视网膜坏死灶,伴有邻近脉络膜炎、血管炎、出血和玻璃体炎,并形成脉络膜视网膜瘢痕。视网膜脉络膜瘢痕是先天性或产前感染最常见的表现。活跃的病变在治疗后会静止,但在任何年龄都可能复发。儿童最常见的眼部并发症包括脉络膜新生血管、白内障、青光眼、视神经萎缩和视网膜脱离。免疫功能受损的个体表现为一种更为严重的疾病,其特征是广泛的、多灶性,往往是双侧的视网膜坏死和葡萄膜炎。

【影像学表现】

CT 或 MRI 常可见视网膜和脉络膜异常肿胀和强化,提示视网膜脉络膜炎。炎症向眶内发展,可见视神经肿胀,增强见神经鞘膜强化。CT 或 MRI 上还常可见颅内弓形虫感染病灶,典型表现为单发或多发环形强化病灶,周围常有水肿。

【典型病例展示】

病例　患者,男,46 岁。视力逐渐丧失,右眼化脓、突出(图 5-1-1)。

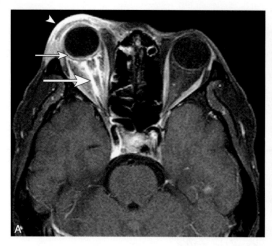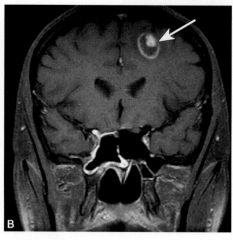

图 5-1-1　右侧眼眶弓形虫病

图 A 示右侧视神经肿胀,增强见神经鞘膜强化(大箭头)。视网膜和脉络膜异常肿胀和强化,提示视网膜脉络膜炎(中箭头)。球后脂肪信号增高,提示球后炎症,未见海绵窦血栓形成。鼻中隔前软组织和眼睑发炎,与眼眶蜂窝织炎(小箭头)一致。图 B 示左额叶一个大的环形强化病灶(箭头),呈偏心的"靶样"外观。

【诊断思路及诊断要点】

眼弓形虫病诊断依赖于临床、血清学和影像的结合。聚合酶链反应(PCR)分子诊断可作为诊断弓形虫的有效工具。由于患有慢性弓形虫感染的健康人体内存在弓形虫 IgG 抗体,因此血清学检测不能区分复发和潜伏感染。血清学阴性结果或低滴度并不排除对弓形虫病的阳性诊断,尤其是在临床和放射学检查结果一致的情况下。通常可以用积极的抗弓形虫治疗进行治疗性诊断,一般针对性抗弓形虫有效治疗,14 天内就会有比较好的临床反应。MRI、CT 对脑弓形虫病的治疗性诊断至关重要。

第二节　眼眶骨膜下脓肿

【简介】

眼眶骨膜下脓肿(orbital subperiosteal abscess,OSPA)是眶骨和骨膜间化脓性感染。常由鼻窦感染蔓延而来,是鼻窦炎常见的眶内并发症,其发生率为 15%～59%。主要见于儿童、青少年,成人罕见。

【病理基础】

OSPA 是一种化脓性感染,常见于细菌性鼻窦炎的并发症。由于筛窦与眼眶仅通过内侧筛板隔开,而筛板是一种多孔的薄层结构,细菌性鼻旁窦炎较容易由此蔓延至眶内,OSPA 也最常发生在眼眶内侧壁,尤其是较年幼儿童。而较年长儿童及成人 OSPA 常由鼻旁窦黏液囊肿感染引起,可见于除眶内侧壁外的眶内其他部位。鼻旁窦黏液囊肿是由窦腔阻塞和黏液分泌物的积聚引起的,当黏液囊肿感染时,会刺激骨膜,脓液在骨膜下积聚,并将骨膜从骨组织表面掀起、扩散,形成纺锤状的 OSPA,OSPA 一般不会超出眶缝。

眼眶内侧壁由 4 块骨组成,包括上颌骨的前突、泪骨、筛骨、蝶骨。因此,发生在该位置的 OSPA 一般较小,主要局限于筛板。而成年人 OSPA 在额骨眶板部位形成脓肿往往较大,因为眶板较宽,而且缺乏骨缝,感染易于向眶上壁扩散。

眼眶骨膜下脓肿先于眶内蜂窝织炎发生,或者不伴眶内蜂窝织炎;脓肿在破溃进入眼眶之前,症状可能极轻微。根据临床特征难以鉴别骨膜下脓肿与眶内蜂窝织炎,但当出现眼球移位时提示脓肿可能,最终确诊仍需行眼眶影像学检查。

当脓肿较小或蜂窝织炎机化不全时(指影像学上未显示有可引流的积液),此类脓肿往往包含单种需氧菌,可采用抗生素治疗而无须手术。较年长患者的脓肿通常为含需氧菌和厌氧菌的混合感染,治疗更需要采用引流的方式。另外,由于成年人鼻旁窦黏液囊肿的70%~90%发生在筛窦、额窦,由此黏液囊肿感染引发的眼眶上壁的骨膜下脓肿引起颅内感染的风险亦增加,需要积极治疗。

【影像学表现】

OPSA表现为一个与眶骨壁相连的肿块,位于肌圆锥外骨膜下间隙区,基底较宽,边缘呈拱形,光滑。横断位常表现为扇贝状,冠状和矢状位呈梭形;一般不累及视尖区。

1. CT表现 OSPA密度高于眼睛房水,但低于眼外肌,位于顶壁的病灶可呈棉絮样改变,脓肿壁呈中等密度。常可见邻近眼直肌受压/移位,视神经伸展/变薄,眼球突出。邻近鼻旁窦骨壁结构常见骨质破坏,将眶内病灶与鼻旁窦内病灶分开,但往往分界不清。在眶隔后或眶内可伴有蜂窝织炎。

2. MRI表现 T_1WI呈棉絮样低信号,信号不均,内可见高信号影。脓肿壁T_1WI、T_2WI均呈低信号。增强脓肿壁呈拱形强化,厚薄往往比较均匀。

【典型病例展示】

病例 患者,男,28岁。鼻塞、复视1个月(图5-2-1)。

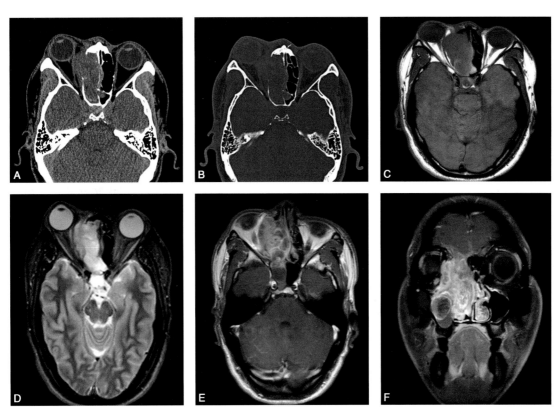

图 5-2-1 右侧眼眶骨膜下脓肿

CT软组织窗(图A)示右侧眼球突出,眶内侧肌圆锥外骨膜下间隙见梭形软组织肿块,与筛窦分界不清,邻近右侧筛窦内见炎症,局部内直肌受压、推移;CT骨窗(图B)示邻近筛板骨质不连续;MRI T_1WI(图C)示肌圆锥外低信号梭形软组织肿块,邻近筛窦内信号不均,内可见高信号影;T_2WI FLAIR(图D)病灶呈高信号,周围见低信号环。增强横断位(图E)、冠状位(图F)示脓肿壁明显强化,内见不强化低信号液化坏死区。

【诊断思路及诊断要点】

眶内骨膜下脓肿表现为眶内肌锥外骨膜下间隙区肿块,形态为宽基底、梭形,不跨骨缝。邻近眼直肌受压/移位,视神经伸展/变薄,眼球突出。邻近鼻旁窦骨壁结构常见骨质破坏。增强为壁强化,中心见不强化液化区。

鉴别诊断主要包括可引起急性眼球突出的疾病,包括眼眶蜂窝织炎、眼眶内脓肿、眼眶骨膜下血肿等。眼眶蜂窝织炎和眼眶脓肿的临床表现与 OSPA 相似,但由于发病部位不同,CT 和 MRI 能较好地鉴别。眼眶骨膜下血肿也可引起急性眼球突出,但主要发生在外伤后,自发性眼眶骨膜下血肿虽没有明确外伤史,但 MRI 信号为血肿信号,不同于 OSPA,可以鉴别。

还需要和累及眶壁的肿瘤性病变进行鉴别,包括淋巴瘤、腺样囊性癌等。淋巴瘤虽然可以同时侵犯鼻窦和眼眶,但病变呈实性软组织肿块,CT 为等稍高密度,MRI 信号为中等信号,增强中度强化。病变的浸润性生长特性,往往边界不完整,很少见纺锤形改变。鼻窦腺样囊性癌可破坏骨壁,侵犯眼眶,但病变主要发生在鼻窦。病灶内密度和信号不均匀,增强扫描为多房囊性改变,可见壁结节和边界不完整的实性强化。

第三节　眶内蜂窝织炎

【简介】

眶内蜂窝织炎(intra-orbital cellulitis)是一种累及眶内容物(脂肪和眼肌)的感染,须与眶隔前蜂窝织炎(又称"眶周蜂窝织炎")相鉴别。这两种疾病在儿童中均较成人更常见,且眶隔前蜂窝织炎远比眶内蜂窝织炎更常见,但由于眶内蜂窝织炎可以危及视力甚至生命,所以更为重要。

眶内蜂窝织炎与眶隔前蜂窝织炎均可引起眼痛、眼睑红肿,但两种感染均不累及眼球本身。眶隔前蜂窝织炎是眼睑前部感染,通常为轻症,很少导致严重并发症。眶内蜂窝织炎可引起或并发眶骨膜下脓肿、眶内脓肿、视力丧失、海绵窦血栓性静脉炎和/或脑脓肿,可能导致视力丧失(3%~11%),甚至死亡(1%~2%)。若两者难以鉴别,则应按眶内蜂窝织炎治疗,并密切监测病情,每日检查视力并评估瞳孔对光反射。若瞳孔对光反射迟缓、消失或存在相对性传入性瞳孔反应障碍,则提示视神经受累。一旦患者的症状或体征出现任何加重,应行眼眶和鼻窦增强 CT 扫描(若之前做过 CT,则复查),以检测有无脓肿及并发症发生。

【病理基础】

眶内蜂窝织炎最常由急性细菌性鼻窦炎扩散引起,但也可见于眼科手术、眼眶外伤,以及继发于泪道、牙齿或中耳感染。眶内蜂窝织炎常为需氧菌和厌氧菌的混合感染,最常见的病原体是金黄色葡萄球菌和链球菌。但致病微生物经常难以确认,鼻窦样本的培养结果可用于指导抗菌治疗,但结果未必能准确反映眶内病原体。血培养结果阳性率不高,儿童血培养有时呈阳性,但成人患者血培养极少呈阳性,只有需要手术干预(通常用于引流脓肿)时才从眼眶取样进行培养。

虽然眶内蜂窝织炎最常见的病因是细菌,真菌也可引起危及生命的侵袭性眶内感染,尤其是毛霉菌(可引起毛霉菌病)和曲霉菌。对于存在宿主防御缺陷的患者,应考虑毛霉菌病和侵袭性曲霉菌病。毛霉菌病主要累及糖尿病酮症酸中毒患者,有时也累及肾性酸中毒患者。眶内曲霉菌感染见于重度中性粒细胞减少或其他免疫缺陷(包括人类免疫缺陷病毒感染)患者。

免疫功能大体正常的婴儿极少出现真菌性眶内蜂窝织炎。

【影像学表现】

CT常见眼外肌炎症、脂肪条纹和眼球向前移位。常可见鼻窦炎(筛窦炎最常见),眶内最强烈的炎症反应经常见于邻近筛窦的位置。眶内蜂窝织炎并发症征象,包括骨膜下脓肿和眶内脓肿,CT表现为液性低密度。

当感染蔓延至颅内,引起硬膜外脓肿或硬膜下积脓、颅内脓肿、脑膜炎或海绵窦血栓形成,MRI较CT能更好显示颅内并发症征象,尤其是弥散加权成像(diffusion weighted imaging,DWI)结合增强MRI,可以提高颅内病灶的显示。当海绵窦内存在明显炎症时,该节段颈动脉会发生痉挛甚至可能形成血栓,CT/MRI增强动脉期可见颈内动脉海绵窦段缩窄或完全梗阻、闭塞,静脉早期可见海绵窦内充盈缺损影或不规则强化区域、外侧壁增厚及海绵窦膨突等征象。

【典型病例展示】

病例　患者,女,41岁。左眼红痛伴视力下降3天。患者有糖尿病史,血糖控制不佳。查体:左眼视力光感眼前,睁眼困难,眼睑轻红肿,结膜充血(+++),角膜水肿,前房可见大量黄白色脓液,下方可见液平,约占1/3前房,其后结构窥不入(图5-3-1)。

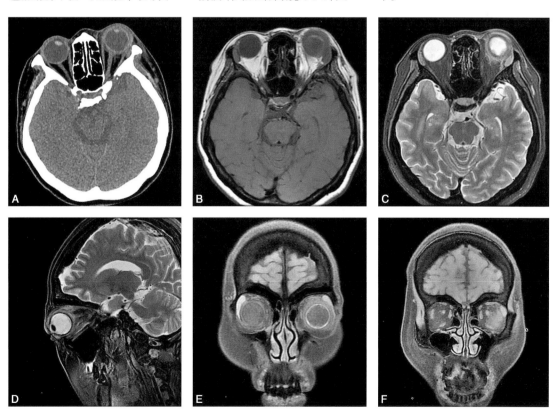

图5-3-1　左侧眶内蜂窝织炎

CT软组织窗(图A)示左侧眼球突出,眼睑水肿,眼环增厚,眼环后脂肪间隙模糊。MRI T$_1$WI(图B)示眼环信号增高,眼环后脂肪间隙见条状低信号影,境界不清。横断位、矢状位T$_2$WI脂肪抑制(图C、图D)示眼环后方脂肪间隙内斑片状高信号,境界不清;矢状位示眼肌、视神经鞘肿胀、信号增高。冠状位T$_1$WI脂肪抑制(图E、图F)示眼环信号增高,眼后脂肪间隙模糊,呈斑片高信号。

【诊断思路及诊断要点】

眶内蜂窝织炎 CT 表现：常见眼外肌肿胀、眶内球后脂肪间隙内条纹改变、眼球向前移位。常见鼻-鼻窦炎（筛窦炎最常见）证据。MRI 表现：眼外肌肿胀、信号增高，脂肪抑制序列可见球后脂肪间隙信号增高，眼球向前移位。眶内蜂窝织炎可迅速出现并发症，包括骨膜下脓肿和眶内脓肿，感染蔓延至眶尖导致视力丧失，或者颅内蔓延引起硬膜外脓肿或硬膜下积脓、颅内脓肿、脑膜炎或海绵窦血栓形成。

虽然眶内蜂窝织炎和眶隔前蜂窝织炎都会引起眼睑肿胀（可伴发红），但眼肌麻痹、眼球运动痛、视力下降、相对传入性瞳孔反应障碍和/或眼球突出仅见于眶内蜂窝织炎；结膜水肿、发热更常见于眶内蜂窝织炎，而很少或不会见于眶隔前蜂窝织炎。

第四节 眼眶特发性炎性假瘤

【简介】

眼眶特发性炎性假瘤（idiopathic orbital inflammatory pseudotumour, IOIP）为原发于眼眶的非特异性炎性增生性疾病。临床上主要表现为急性、亚急性和慢性。好发于中青年，无明显性别差异。多单眼发病，也可见双侧同时起病。急性期主要表现为水肿等非特异性临床表现；亚急性期和慢性期伴随着结缔组织等的形成，逐渐纤维化。患者常表现为痛性眼肌麻痹和眼眶征象，典型表现包括眼眶内异物增生、眼球突出、眼球运动障碍、眼睑及球结膜充血水肿、复视、视力下降等，病程长或严重者可出现眼内容物突出于睑裂外。

病因尚不完全明确，有研究认为局部或全身感染、血管炎症、中毒、异物、免疫系统疾病等是导致 IOIP 发生的可能原因。这种疾病对糖皮质激素治疗有反应，目前常用治疗方法包括手术治疗、糖皮质激素治疗、放射治疗、免疫抑制剂治疗等。

【病理基础】

IOIP 的典型病理改变是以小淋巴细胞浸润为主和不同程度纤维结缔组织增生，根据病理分级可分为淋巴细胞浸润型、硬化型（纤维增生型）和混合型三种。硬化型 IOIP 可能属于 IgG4 相关性疾病，主要病理表现为不可逆性纤维化改变。硬化型 IOIP 对药物和放射治疗不敏感，易造成视神经损伤和视功能障碍，诊断和治疗存在一定难度，预后较差。

【影像学表现】

根据形态学不同分为四种类型。肿块型：CT 显示眶内边界清楚的肿块组织；弥漫型：眶内组织病变广，病变同时累及眶隔前组织、眶内脂肪和眶周组织，CT 显示眶内密度增高，且眶内结构分界不清等；肌炎型：CT 显示眼外肌增粗；泪腺炎型：CT 显示泪腺肿大，但无骨质破坏。CT 增强扫描病灶均有中度-明显对比强化，强化曲线呈持续上升型。

MRI 在检测炎性假瘤的形态和眶内结构的改变等形态学方面与 CT 类似，均能显示各型炎性假瘤病变和累及范围，但 MRI 在显示视神经、球后脂肪、眶外结构侵犯等病变时，明显优于 CT 检查。炎性假瘤一般在 T_1WI 上信号较低，T_2WI 上信号与疾病不同时期、病灶内纤维化程度有关，可为较高或较低信号。病灶急性期由于富含炎性细胞多表现为 T_1WI 信号较低，T_2WI 信号较高；而亚急性、慢性病例由于纤维化较多，一般多表现为 T_1WI 及 T_2WI 均呈等信号;慢性期表现为 T_1WI、T_2WI 均呈低信号。从病灶的信号上可以初步鉴别炎性假瘤的急、慢性情况,以提示临床治疗。

【典型病例展示】

病例　患者,男,69 岁。6 年前无明显诱因出现右侧眼睑水肿,手术为炎性假瘤。现出现左侧眼睑水肿,眼球突出。无视力下降、眼痛、眼胀、视物模糊等(图 5-4-1)。

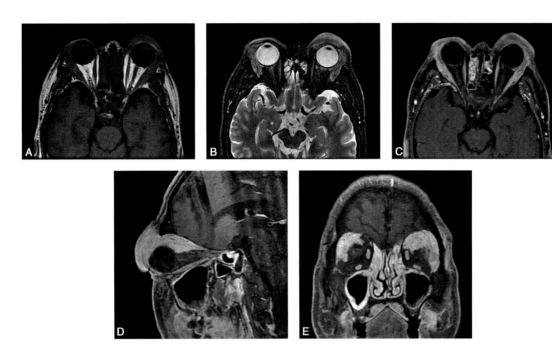

图 5-4-1　双侧眼眶特发性炎性假瘤

图 A 为 MRI T_1WI,示双侧泪腺、眼外直肌肿胀,左侧眼睑肿胀;图 B 为 MRI T_2WI,示双侧泪腺、眼外直肌信号不均匀增高,内见条状等低信号影,病灶境界清晰,邻近骨结构信号未见异常;图 C、图 D、图 E 分别为横断位、矢状位、冠状位增强 T_1WI 脂肪抑制,示双侧泪腺、眼肌明显不均匀强化,境界清晰,视神经信号未见异常。左眼泪腺区肿块手术病理:表皮下组织炎性水肿,大量胶原纤维增生及玻璃样变性,间质大量泡沫细胞聚集,并见淋巴组织显著增生及淋巴滤泡形成,符合炎性假瘤。

【诊断思路及诊断要点】

弥漫型炎性假瘤与眶内横纹肌肉瘤的鉴别:后者病变进展迅速,CT/MRI 上可见眶骨侵袭破坏等改变。

肿块型炎性假瘤与眶内真性肿瘤(如血管瘤、淋巴瘤)的鉴别:炎性假瘤边缘模糊,眶尖无"空虚"征,也无骨质改变。血管瘤往往边界清楚,有眶尖"空虚"征和周围骨质变薄等影像学特点。蔓状血管瘤有较特征性的 MRI 信号,在 T_1WI 上信号稍高于眼外肌,T_2WI 上信号高且常不均,并随回波时间的延长信号增高。淋巴瘤 T_2WI 上呈高信号,增强明显均匀强化。

泪腺炎型炎性假瘤与泪腺肿瘤的鉴别:泪腺肿瘤的泪腺组织一般失去正常形态,周围骨质有压迫改变或者破坏等影像学改变。而泪腺型炎性假瘤无这些改变。

肌炎型炎性假瘤与格雷夫斯眼病(Graves 眼病)的鉴别:Graves 眼病以肌腹增粗为著,常为双侧性且多条眼外肌不同程度的增粗。而炎性假瘤的眼外肌增粗多为单侧,肌腹与肌腱均受累。影像学的检查区分两者有时有一定难度,但是 Graves 眼病的临床常有 T_3、T_4 和 TSH 异常,炎性假瘤没有。

第五节 IgG4 相关眼病

【简介】

IgG4 相关眼病(IgG4 relative ocular disease,IgG4-ROD)是一种与淋巴细胞密切相关的慢性系统性疾病,以泪腺、眼外肌和眶下神经受累常见,常为全身病变的首发症状,2011 年首次进行了国际认证的统一命名。该病以血清 IgG4 水平升高和 IgG4 阳性细胞浸润多种器官和组织为特征,累及的器官或组织由于慢性炎症反应及纤维化进程,可出现弥漫性肿大。常见的受累器官包括泪腺、胰腺和腹膜后间隙等,当出现眼部症状时,则称为 IgG4 相关性眼病。多见于患有变态反应性疾病的老年人,男女均可发病。该病可以累及泪腺和其他多种眼附属器组织,根据发生的部位不同可以伴有周围结构受压的不同症状,如突眼、复视、斜视、视野缺损等,往往没有炎症或眶周疼痛的症状和体征,其中最常见的表现是双侧泪腺无痛性肿大。

【病理基础】

1. 巨检 双侧泪腺弥漫性对称性肿大,可见灰白色结节状肿物,泪腺表面有很薄的纤维膜包绕。

2. 镜下表现 泪腺腺泡、导管组织严重萎缩甚至消失,被大量密集的淋巴细胞、浆细胞及淋巴滤泡替代,伴有不同程度的纤维化,以及 IgG4 阳性浆细胞浸润(IgG4 阳性浆细胞/IgG 阳性浆细胞>40%,IgG4 阳性浆细胞>10/高倍视野)。

【影像学表现】

1. CT 表现 泪腺(通常为双侧)受累最多,可发现双侧泪腺弥漫性对称性肿大,其他组织也受累,包括三叉神经分支(额神经、眶上神经或眶下神经)、眼外肌(眶肌炎)、眶脂肪组织、眼睑、鼻泪管或眶骨。病变边界清晰,平扫呈等密度,密度均匀,增强后均匀强化;可同时伴有其他免疫性疾病。

2. MRI 表现 病变累及范围及形态类似 CT 表现,T_1WI 等信号,T_2WI 低信号,内部结构均匀,增强后均一强化。

【典型病例展示】

病例 患者,男,67 岁。右眼肿胀 5 年,左眼肿胀 2 个月(图 5-5-1)。

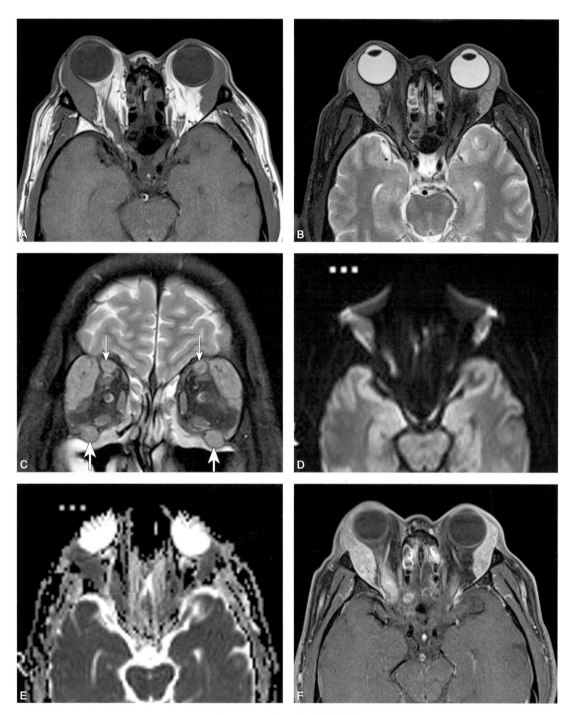

图 5-5-1 IgG4 相关性眼病

MRI 平扫：横断位 T_1WI（图 A）双侧泪腺对称性弥漫性增大，相对于肌肉呈等信号；横断位（图 B）和冠
状位（图 C）T_2WI 脂肪抑制显示双侧泪腺相对呈稍高信号，冠状位显示眶上神经（细箭头）和眶下神经
（粗箭头）增粗；DWI 序列（图 D）呈稍高信号，表观弥散系数（apparent diffusion coeffecient，ADC）图像
（图 E）ADC 值＝$0.8×10^3mm^2/s$。MRI 增强：横断位 T_1WI 增强脂肪抑制（图 F）显示双侧增大的泪腺均
匀一致强化。

【诊断思路及诊断要点】

双侧泪腺弥漫性对称性肿大,其他多种眼附属器组织受累,边界清楚,密度或信号均匀,可伴有其他免疫性疾病。血清学 IgG4 升高(≥1 350mg/L)对本病有较高的提示意义。

第六节　甲状腺相关性眼病

【简介】

甲状腺相关性眼病(thyroid associated ophthalmopathy,TAO)又称"Graves 眼病(Graves ophthalmopathy,GO)",是成人最常见的眼眶疾病之一,常双眼发病,占眼眶疾病的 20%,成为主要致盲原因之一。Graves 眼病属自身免疫性疾病,眼外肌和眶后结缔组织及脂肪组织体积均增大。可分两型:Ⅰ型主要表现为球后脂肪组织和结缔组织浸润,Ⅱ型主要为眼外肌炎,这两种类型可并存或单独出现。好发年龄 30~50 岁,女性多见,男女比例 1∶(3~5),严重病例常为 50 岁以上和男性人群。临床常见眼睑肿胀、眼睑退缩、上睑迟落、瞬目反射减少、眼球突出、复视、眼球运动障碍等,其中 70% 以上的患者最常见的症状为眼睑退缩,伴或不伴突眼,大部分同时伴有甲状腺功能异常。

【病理基础】

1. 巨检　眼外肌肌腹增粗,眶内脂肪增加。

2. 镜下表现　眼外肌、眶内脂肪及结缔组织自身免疫性炎症:①眼外肌早期炎性细胞浸润、水肿,晚期组织变性和纤维化。急性期和亚急性期可见大量淋巴细胞浸润,而慢性期肌纤维断裂、破坏,肌肉结构完全丧失,肌纤维出现严重的纤维化。②眼眶结缔组织和脂肪大体观察未见明显异常。

【影像学表现】

1. CT 表现　双侧眼外肌肥大,呈等密度,一般下直肌最易受累,其次为内直肌、上直肌、外直肌和上斜肌。病变主要累及肌腹,梭形肿大,肌腱止点正常;多条肥大眼外肌可在眶尖压迫视神经,引起视力明显减退或丧失。此外,球后脂肪增多,将眼球前推引发突眼,脂肪密度正常,眼外肌因过度伸展而肥大不明显。

2. MRI 表现　更为清晰地显示眼外肌及眶内其他软组织形态。根据眼外肌信号变化,有助于判断病情变化及指导治疗。若眼外肌呈长 T_1、略长 T_2 信号,提示处于炎性水肿期,为活动性病变;若表现为长 T_1、短 T_2 信号,提示肌肉纤维化较严重,为晚期静止性病变。

【典型病例展示】

病例　患者,女,23 岁。甲状腺功能亢进伴突眼 5 个月(图 5-6-1)。

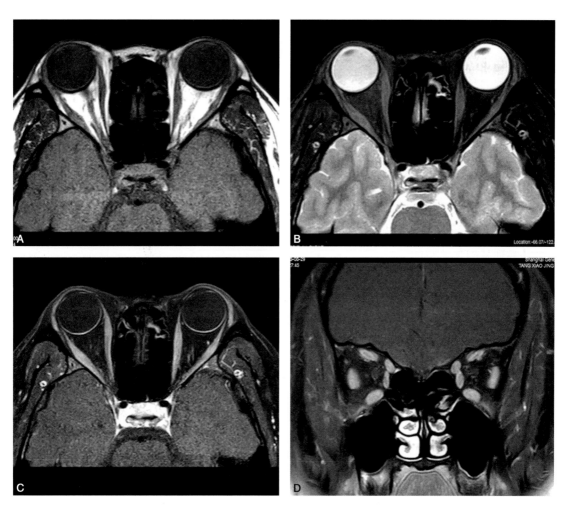

图 5-6-1 甲状腺相关性眼病

MRI 平扫横断位 T_1WI（图 A）、T_2WI（图 B）和增强 MRI 横断位（图 C）、冠状位（图 D）T_1WI 脂肪抑制显示双侧眼球突出，下直肌、内直肌、上直肌、外直肌和上斜肌肌腹增粗，并有强化。

【诊断思路及诊断要点】

甲状腺相关性眼病通常双侧眼外肌肌腹梭形肿大,肌腱较少受累及,眶内纤维脂肪组织增多,双侧眼球不同程度外突,常伴有甲状腺功能亢进。视神经受压变直,视力受损。甲状腺功能正常、单侧眼征的患者诊断有一定难度。

第七节　Tolosa-Hunt 综合征

【简介】

Tolosa-Hunt 综合征(Tolosa-Hunt syndrome,THS),即托洛萨-亨特综合征,又称"痛性眼肌麻痹"。临床较少见,1954 年 Tolosa 首先报道,特指因海绵窦、眶上裂或眶尖部非特异性肉芽肿性炎症导致的痛性眼肌麻痹。好发年龄为 35~75 岁,以 50 岁左右多见,男女发病率无显著性差异;单双侧皆可发生,以单侧多见,左右眼发病率无差异。临床常为急性或亚急性起病,主要表现为一侧眶周痛及球后疼痛,可波及额枕部引起头痛;头痛同时或痛后 2 周同侧眼球运动神经麻痹、眼交感神经麻痹,主要表现为眼睑下垂、斜视、复视、瞳孔散大、反射消失,以及三叉神经眼支和上颌支分布区感觉减退。海绵窦炎症引起的眼静脉回流障碍可引起眶内淤血,导致如眼球突出、球结膜充血及眼睑水肿等症状。糖皮质激素治疗有效,有复发和缓解过程。

【病理基础】

1. 巨检　颈内动脉海绵窦段和眶上裂部发生硬脑膜及其周围非特异性肉芽肿性炎症,硬脑膜增厚,引起某些脑神经受压及颈内动脉狭窄。

2. 镜下表现　肉芽肿样病变由大量淋巴细胞、浆细胞和成纤维细胞等组成。

【影像学表现】

1. CT 表现　平扫主要显示一侧海绵窦扩大,两侧海绵窦不对称,增强后可见病变侧颈内动脉狭窄,软组织影由海绵窦向眶上裂和眶尖蔓延。

2. MRI 表现　平扫可见海绵窦不对称增大,海绵窦前区、眶上裂及眶尖区炎性改变,信号无特异性。与肌肉比较,T_1WI 呈等高信号,T_2WI 高信号,增强检查活动期有明显强化表现,激素治疗后强化程度渐进性减低。

3. 数字减影血管造影(digital subtraction angiography,DSA)表现　造影发现颈动脉虹吸段不规则狭窄征象,可能为炎症累及海绵窦、脑神经的同时也累及海绵窦血管壁。

【典型病例展示】

病例 1　患者,男,57 岁。左眼眶胀痛、视物模糊 3 个月,加重伴失明 1 天(图 5-7-1)。

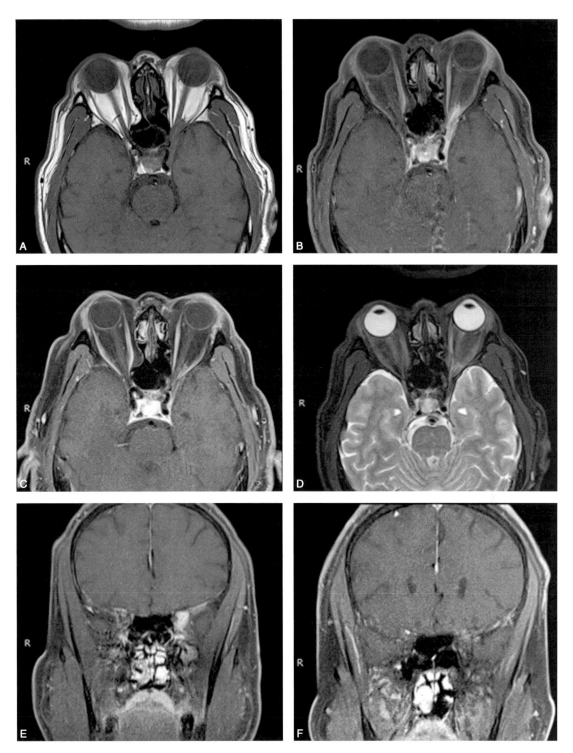

图 5-7-1　左侧 Tolosa-Hunt 综合征

MRI 平扫:横断位 T_1WI(图 A)和脂肪抑制 T_2WI(图 D)显示左侧海绵窦(CS)扩大,相对灰质呈轻度低信号。横断位(图 B)和冠状位(图 E)增强后 T_1WI 脂肪抑制图像显示异常强化的软组织通过眶上裂进入眶尖。激素治疗 1 个月后增强 MRI,横断位(图 C)和冠状位(图 F)T_1WI 显示左侧海绵窦异常显著改善。

【诊断思路及诊断要点】

海绵窦不对称增大,海绵窦前区、眶上裂及眶尖区炎性改变,颈内动脉在海绵状窦内的狭窄,这些变化并非 Tolosa-Hunt 综合征特异性改变,也可能存在肿瘤情况,因此密切结合临床对诊断至关重要。对于就诊时主诉头痛及眼眶痛的患者,应仔细检查有无眼肌麻痹的症状,病变区异常表现通过激素治疗会缓慢消退。

第八节　眼眶感染及炎性病变影像鉴别诊断思路及要点

一、诊断思路

1. 定位　眼眶空间狭小,具有多组织、多间隙及多通道特点,因此判断病灶来源对定性至关重要,并确定病变累及范围如眼球区、视神经鞘区、肌锥内区、肌锥外区、骨膜外区等帮助定性。如眼弓形虫病首先累及眼球区的眼球视网膜和脉络膜,骨膜下脓肿位于骨膜下间隙,眼眶蜂窝织炎主要累及球后脂肪间隙肌锥内区,炎性假瘤根据不同分型累及范围不一,可累及肌锥内、肌锥外或同时累及肌锥内外。IgG4 相关眼病主要累及肌锥外区的双侧泪腺,Graves 眼病主要累及肌锥内区的四条眼直肌,而 Tolosa-Hunt 综合征累及眶尖及海绵窦。

2. 定性　眼眶感染或炎性病变定性依赖于临床、血清学和影像的结合。根据病变范围及形态学特点,初步判断病变为肿瘤性或感染或炎性病变,再结合临床症状/体征、实验室指标及影像学表现综合考虑,进一步对感染或炎性病变定性(各疾病的影像诊断要点详见各节)。

二、鉴别诊断思路

结合患者的病史、临床血清学和较典型的影像学表现等综合分析较易给出明确诊断。

报告书写规范要点

(1) 判断感染或炎性病变所在的眼眶分区,明确病变部位,描述病变形态、边界、累及范围等。

(2) 全面观察,注意病变与周围邻近组织结构的关系,如骨膜下区与邻近鼻旁窦的关系,眶尖与鞍区的关系。

例如:

影像描述:CT 扫描可见双侧眼球突出,双侧眼外肌肥大,肌腹增粗为主,内、下直肌为著,眶内脂肪增多。MRI 可见 T_2WI 眼外肌信号明显增高,球后脂肪信号稍增高,视神经受压性改变,眶尖部为著。

影像诊断:甲状腺相关性眼病(炎性活动期)。

═══ 练习题 ═══

1. 名词解释

（1）眼眶特发性炎性假瘤

（2）Tolosa-Hunt 综合征

2. 简答题

（1）简述眶内蜂窝织炎和炎性假瘤的鉴别诊断。

（2）简述眼眶骨膜下脓肿的影像诊断及鉴别要点。

（王 悍 张 蕾 王夕富）

═══ 推荐阅读文献 ═══

［1］王永哲,杨本涛,鲜军舫,等.儿童急性鼻窦炎颅眶并发症的 CT 和 MRI 表现.临床放射学杂志,2016,35(3):338-341.

［2］KAPUR R,SEPAHDARI A R,MAFEE M F,et al. MR imaging of orbital inflammatory syndrome,orbital cellulitis,and orbital lymphoid lesions:the role of diffusion-weighted imaging. Am J Neuroradiol,2009,30(1):64-70.

［3］SÁNCHEZ V R,LOPEZ-RUEDA A,OLARTE A M,et al. MRI findings in Tolosa-Hunt syndrome(THS). BMJ Case Rep,2014,2014:bcr2014206629.

第六章

眼眶良性肿瘤及瘤样病变

第一节 脉络膜骨瘤

【简介】

脉络膜骨瘤(choroidal osteoma)是脉络膜的良性、骨化性肿瘤,常见于 20~40 岁的年轻女性。病因及发病机制尚不明确。75%单眼发病,且多位于近视盘区,约 1/3 的病例中可见脉络膜新生血管存在。脉络膜骨瘤的患者早期多无症状,中晚期患者表现为无痛性进行性视野缺损、视力下降及视物变形等。目前尚无有效抑制肿瘤生长的方法,无症状的脉络膜骨瘤以临床观察为主,有视力损害症状患者,因视网膜下新生血管膜位于中心凹附近,激光光凝治疗常影响视力,可考虑光动力疗法。

【病理基础】

病理上是由成熟骨组织构成的一种良性肿瘤,一般为扁平状或双凸球镜片形。镜下,肿瘤由分化成熟的骨小梁结构和少量血管形成。其间可见一些骨细胞、骨母细胞及破骨细胞等。肿瘤多位于视盘附近,肿物边缘不规则,可伴有出血或浆液性视网膜脱离。

【影像学表现】

1. CT 表现   表现为眼球后壁视盘附近的盘状钙化性增厚,向玻璃体腔隆起。球后无其他肿块,典型者不累及视盘中心及视神经。CT 对本病诊断价值较大。

2. MRI 表现   由于脉络膜骨瘤主要由成熟骨组织构成,故 T_1WI 及 T_2WI 均表现为低信号。

【典型病例展示】

病例 1   患者,女,35 岁。发现左眼不适 1 个月余(图 6-1-1)。

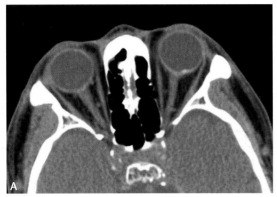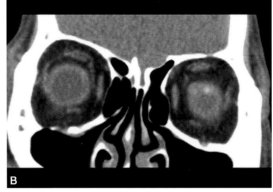

图 6-1-1　左侧眼脉络膜骨瘤

CT:横断位(图 A)、冠状位(图 B),左眼视盘外侧条片状高密度影,邻近视神经无异常改变。

【诊断思路及诊断要点】

1. 年轻女性多见。

2. CT 表现为视盘附近扁平状高密度骨性肿块,对诊断价值较大。

第二节　眼眶毛细血管瘤

【简介】

眼眶毛细血管瘤又称"眼眶婴儿型血管瘤(orbital infantile hemangioma)",为一种血管组织的先天性发育异常,由血管内皮细胞和毛细血管组成,为眼眶常见良性肿瘤之一。一般出生时或出生后不久发生,生长迅速,多数患儿一岁后病变静止,约 70% 患儿至 7 岁时自行消退。

【病理基础】

1. **巨检**　肿瘤结节状,突出于皮肤表面,肿瘤呈灰红色。

2. **镜下表现**　婴儿型血管瘤分为增殖期和消退期;增殖期由胖梭形内皮细胞组成,血管性腔隙不明显;消退期血管减少,残留血管腔扩张,内皮细胞扁平,散在分布,血管周细胞减少,皮下组织中纤维脂肪组织增生。

3. **免疫表型**　婴儿型血管瘤的血管内皮细胞葡萄糖转运蛋白 1(GLUT1)和钙黏着蛋白34(CD34)阳性,血管周细胞平滑肌肌动蛋白(SMA)阳性。

【影像学表现】

1. **CT 表现**　一般位于眶隔前,病变边界不清,平扫呈软组织密度影,密度均匀,钙化少见;增强扫描呈中度-明显强化。

2. **MRI 表现**　T_1WI 一般呈等稍长信号,T_2WI 呈高信号,可见间隔,T_2WI 呈低信号,病灶内部可见流空血管,增强 T_1WI 呈明显均匀强化,ADC 值一般较高。

【典型病例展示】

病例 1　患者,女,2 岁。自幼发现左眼睑包块(图 6-2-1)。

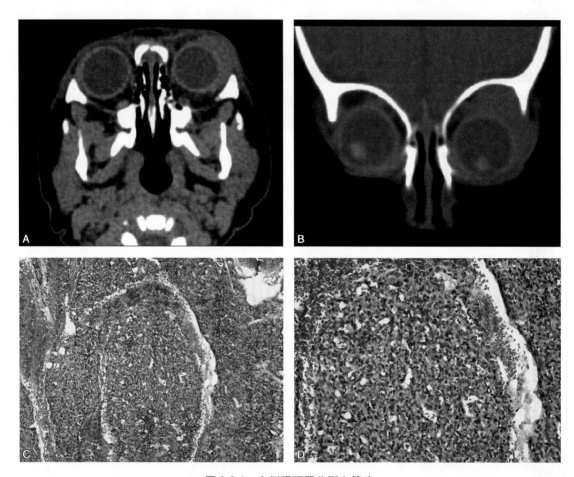

图 6-2-1　左侧眼眶婴儿型血管瘤

CT 平扫:横断位(图 A)、冠状位(图 B),左侧眶隔前方软组织影,密度均匀边界不清,邻近骨质未见破坏;病理(图 C):肿瘤多结节状,大部分血管腔不明显,部分分化较成熟血管见管腔,管腔内见充盈血液(HE×40);病理(图 D):肿瘤细胞丰富,未分化成熟血管,血管闭塞或仅见小管腔,腔内仅见一到数个红细胞,外周内皮细胞肥厚(HE×100)。

病例 2　患者,女,7 岁。发现左眼球突出伴视力下降半年(图 6-2-2)。

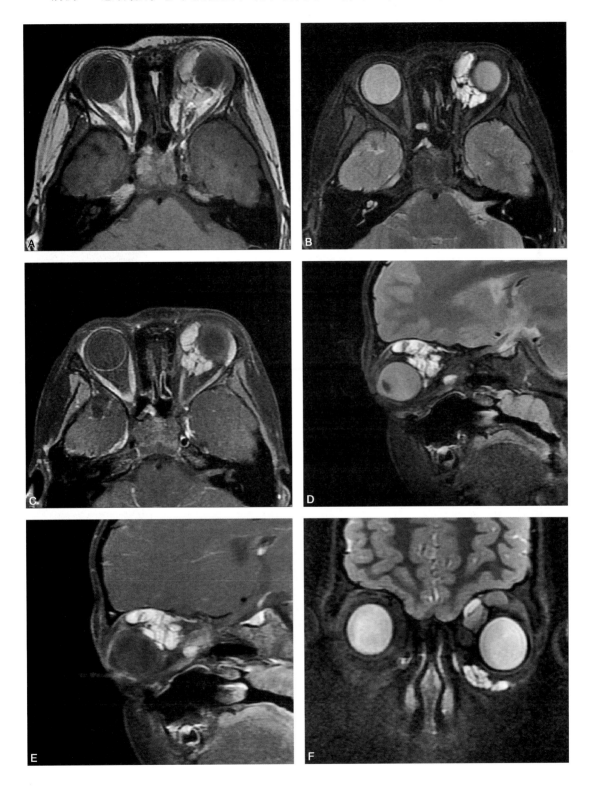

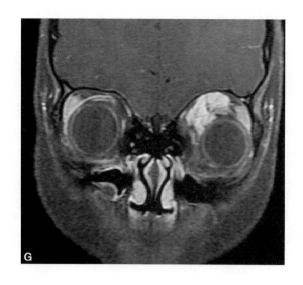

图 6-2-2 左侧眼眶婴儿型血管瘤
左侧眼眶内上方见不规则异常信号。横断位 T_1WI(图 A)呈等、稍高信号,脂肪抑制 T_2WI 横断位、矢状位、冠状位(图 B、图 D、图 F)病灶呈高信号。其内可疑液平;增强脂肪抑制 T_1WI 横断位、矢状位、冠状位(图 C、图 E、图 G)示病灶呈明显均匀强化,邻近眼球结构受压。

病例 3 患者,女,6 岁。自幼发现右眼睑肿块,近半年逐渐增大(图 6-2-3)。

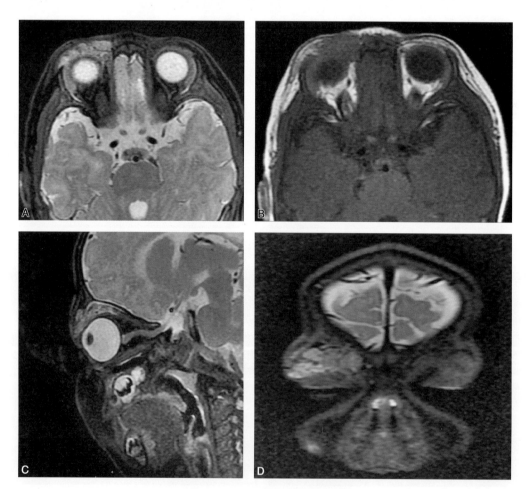

图 6-2-3 右侧眼眶婴儿型血管瘤
右侧眼眶前上缘占位。横断位 T_1WI(图 B)病灶呈等信号,脂肪抑制 T_2WI 横断位、矢状位、冠状位(图 A、图 C、图 D)病灶呈高信号,病灶边界尚清晰,包绕眼球前、上缘,眼球受压,眼球信号未见明显异常。

【诊断思路及诊断要点】

婴儿、眶隔前软组织肿物。平扫 CT 为软组织密度影。MRI 平扫 T_1WI 呈等信号为主，T_2WI 为明显高信号，可见分隔，呈低信号；流空血管影可见。CT 及 T_1WI 均为明显均匀强化。邻近骨质结构完整。

第三节　多形性腺瘤

【简介】

多形性腺瘤（pleomorphic adenoma），起源于具有多向分化潜能的泪腺上皮，其间质成分均为上皮化生的产物；占眼眶肿瘤的 10%~15%，约占泪腺上皮性肿瘤的 60%；绝大多数发生在泪腺眶部，发生于泪腺睑部及异位泪腺者罕见；瘤组织结构复杂，成分多样，包含双层腺管上皮，同时含有异常的基质成分如黏液软骨组织或脂肪组织等，所以又称"良性混合瘤"。好发于 20~50 岁青壮年人群，病程较长，多为单侧进行性眼球突出、眼球向下移位、眼睑红肿、眼眶外上方肿块等，有时伴有运动障碍，多无触痛，术后易复发（良性混合瘤恶变率不高）。

【病理基础】

1. 巨检　圆形或类圆形的灰白色实质性包块，包膜完整，肿瘤表面常有多个小芽状突起，为瘤细胞浸润被膜所致，不同切片区域组织成分可有明显差异，切面可见纤维样和黏液样组织。

2. 镜下表现　肿瘤通常具有包膜，有时包膜外可见肿瘤结节，并可见正常残余泪腺组织附于肿瘤周围。光镜下基本病变为导管上皮和间叶成分混杂，导管的大小和形状不一，包括双层细胞。内层为立方状或柱状腺上皮，可产生黏液或鳞状化生；外层为肌上皮细胞，形态可表现为梭形、透明样或浆细胞样，肌上皮细胞逐渐移行于黏液样、软骨样等间质中，罕见情况下间质内可见骨样组织及脂肪组织。

3. 免疫组化　内层腺上皮细胞角蛋白（keratin）、上皮膜抗原（EMA）、癌胚抗原（CEA）等表达阳性；外层肌上皮细胞 SMA、P63 蛋白（P63）、钙调蛋白、S-100 蛋白（S-100）等表达阳性。

【影像学表现】

1. CT 表现　多为单侧眼眶外上象限泪腺增大，可见类圆形肿块，有完整包膜，表面光滑，呈等密度，与眼外肌密度大致相仿，密度均匀，正常泪腺组织与其分界不清，增强后肿瘤呈轻中度均匀强化；当肿瘤较大时泪腺窝扩大，肿瘤可呈分叶状，内部密度不均，除实性部分外，还常有囊变或坏死区，少数伴钙化，邻近眼眶骨壁受压变形，增强后实性部分均匀强化，囊变或坏死区无强化。

2. MRI 表现　位于泪腺窝区类圆形肿块，与正常泪腺分界不清，病灶较大时明显向外突出，表面清楚。与脑白质相比，平扫 T_1WI 呈等信号为主，T_2WI 因组织成分复杂，呈等、高信号，且信号混杂、不均；增强后呈轻至中度强化，强化速度较慢，伴囊变、坏死时强化不均匀。邻近眼眶外上壁骨质受压变形，骨皮质信号连续，骨髓腔信号正常。

【典型病例展示】

病例1　患者，女,13 岁。2 年前被发现右眼肿胀，并渐加重伴流泪增多（图 6-3-1）。

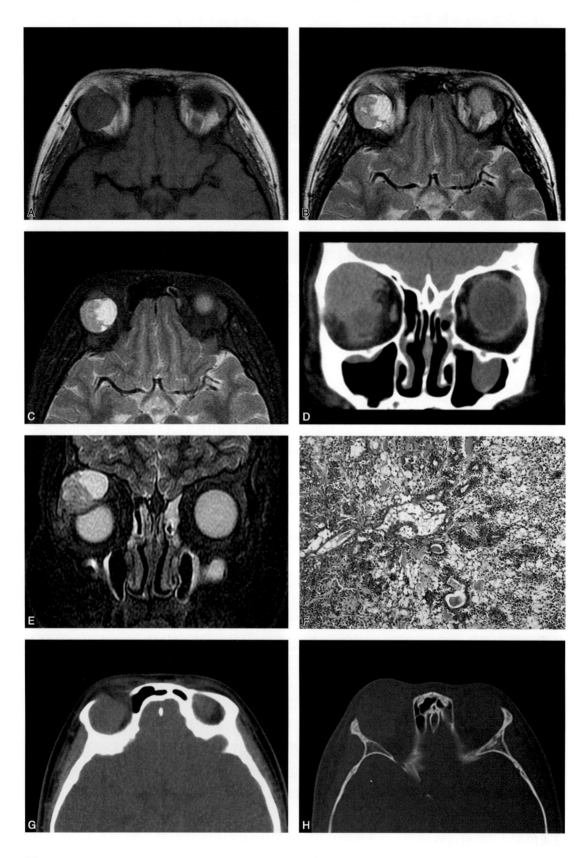

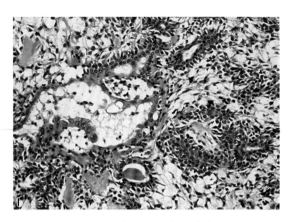

图 6-3-1　右侧眼眶多形性腺瘤

MRI:横断位 T_1WI(图 A)右眼眶内见类圆形 T_1WI 呈等稍高信号肿物。横断位 T_2WI(图 B)呈等高信号影。横断位、冠状位 T_2WI(图 C、图 E)脂肪抑制序列病灶内信号无明显减低。CT:冠状位、横断位平扫软组织窗(图 D、图 G)右眼眶内见类圆形软组织密度肿物。横断位平扫骨窗(图 H)右眼眶外壁受压变形。病理(图 F):肿瘤由上皮及间叶组织构成,间质黏液样或黏液软骨样,上皮样成分部分成小梁样,部分成腺样结构,腺管内见嗜伊红分泌物(HE×100)。图 I 示腺管由内层腺上皮构成,细胞立方状,外层为肌上皮,细胞呈多角形,腺管周见梁状、簇状排列的肌上皮,伴透明状、浆细胞样分化。间质黏液水肿改变(HE×200)。

【诊断思路及诊断要点】

查体泪腺区无痛性肿块,病程较长,生长缓慢。影像检查肿瘤位于眼眶前外上象限,呈类圆形,边缘光滑;正常泪腺组织显示不清或与病变分界不清。CT 平扫呈等密度,增强后轻中度强化。MRI 平扫 T_1WI 呈等信号,增强后轻中度强化。肿瘤较大时可有囊变,坏死,此时表现为不均匀强化。邻近骨质结构受压、变形,骨皮质连续、完整。

第四节　眼眶神经鞘瘤

【简介】

神经鞘瘤(neurilemmoma)是一种起源于神经外胚层的施万细胞形成的肿瘤,故外文文献常沿用施万细胞瘤(schwannoma)的命名。眼眶神经鞘瘤是较常见的眼眶肿瘤,绝大多数为良性,极少数为恶性,发病率为眶内良性肿瘤的第 4 位。可发生于任何年龄,多见于 21~50 岁成年人,无明显性别差异。一般单侧孤立发病,生长缓慢,病程长,常以眼球突出就诊,少数患者可伴有 I 型神经纤维瘤病。

眼眶神经鞘瘤是起源于第 III、IV、V、VI 对脑神经,以及交感、副交感神经和睫状神经的施万细胞,其中以发生于三叉神经的眼支的神经鞘瘤最常见。由于视神经没有施万细胞,所以视神经不会发生神经鞘瘤。神经鞘瘤好发于眼眶上方和外侧,可能与眶上方富有感觉神经有关。

【病理基础】

1. 巨检　肿瘤为圆形或卵圆形,绝大多数呈实性肿块,包膜完整,表面光滑,切面呈黄色或灰白色。较大肿瘤内常见程度不等的出血囊性变或钙化。

2. 镜下表现 主要特征为肿瘤组织由细胞丰富区(束状区、Antoni A 区)和细胞稀疏区(网状区、Antoni B 区)交替分布组成。大多数眼眶神经鞘瘤病理分型中均有 Antoni A 区和 Antoni B 区两种成分，其中大多数以 A 区细胞为主，少数以 B 区为主，两区之间可见移行，也可有清晰分界。其中 Antoni A 区主要由丰富的施万细胞构成，细胞呈梭形纺锤样，一端尖细，胞质丰富，淡嗜伊红色，胞界不清。常呈平行排列或有规则地相互交错排列，核排列成"栅栏状"，形成典型的 Verocay 小体结构；有时瘤细胞也可排列成洋葱皮样、旋涡样结构。Antoni B 区由排列稀疏、凌乱的施万细胞组成，胞质突起互相连接呈网状，通常可见厚壁玻变扩张的血管腔，间质内含铁血黄素沉积、泡沫样组织细胞聚集及炎症细胞浸润亦很常见。

3. 免疫组化 神经鞘瘤瘤细胞表达 S-100 和 SOX10(神经嵴转录因子)，此外还可表达 vimentin(波形蛋白)、CD57(钙黏着蛋白 57)、PGP9.5(蛋白基因产物 9.5)，部分病例可表达 GFAP(胶质纤维酸性蛋白)。

【影像学表现】

1. CT 表现 形态对于眼眶神经鞘瘤的诊断很有帮助，常常呈沿眼眶前后轴方向生长的椭圆形、梭形肿块，有时可见到神经组织与瘤体相连的"小尾巴"状结构，而串珠状、哑铃状肿块，可见于肿瘤通过眶上裂与颅内沟通的患者。平扫时大多数肿瘤表现为实性肿瘤中混杂有低密度区，增强后实性密度区呈中等均匀强化，低密度区呈不强化或轻度强化；少数患者的神经鞘瘤密度较均匀，增强扫描后呈中等均匀强化；极少数的神经鞘瘤可呈完全囊性，增强扫描仅可见囊壁强化，这些神经鞘瘤的不同表现与肿瘤内的黏液变、囊变、出血程度，以及 Antoni A 区与 Antoni B 区组织的比例有关。

2. MRI 表现 眼眶神经鞘瘤的两种主要成分(Antoni A 区和 Antoni B 区组织)在 MRI 上成像有所不同，对其诊断有较大的帮助。神经鞘瘤在 T_1WI 上常呈中等信号，这与多数眼眶软组织肿瘤类似，而在 T_2WI 上可表现为高、中、低混杂信号，其中高信号与 Antoni B 区中黏液、囊变成分的存在有关，而大部分肿瘤细胞呈中或低信号，所以神经鞘瘤的细胞成分、黏液成分和囊变区在 T_2WI 上呈低中高混杂信号，这有助于与其他眼眶肿瘤鉴别。增强扫描后由大量 Antoni A 区组织和少量 Antoni B 区组织构成的区域呈明显强化，而不增强的区域则主要是由大量的 Antoni B 区组织和少量 Antoni A 区组织构成，或是陈旧性出血区、胶原沉积或透明样间质等组织，所以神经鞘瘤的强化与 Antoni A 区组织的范围及肿瘤内黏液变、囊变、出血程度有关。

【典型病例展示】

病例 1 患者，男，29 岁。右眼球突出 3 月余(图 6-4-1)。

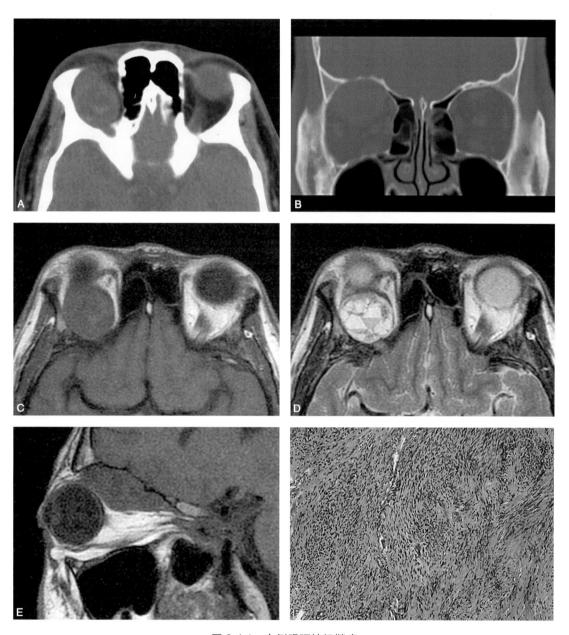

图 6-4-1　右侧眼眶神经鞘瘤

CT:横断位软组织窗(图 A)右眼眶神经鞘瘤内见低密度区及少许高密度区。冠状位骨窗(图 B)右眼眶上壁骨质受压变薄。MRI:横断位 T_1WI、T_2WI(图 C、图 D)肿瘤内部多发囊变,囊变内见液平面,在 T_1WI 图像下层液体为稍高信号与 CT 横断位(图 A)内高密度区一致,术后证实为肿瘤内出血。矢状位 T_1WI 序列(图 E)肿瘤呈梭形,后部可见"小尾巴"征。病理(图 F):本例为细胞型神经鞘瘤,肿瘤绝大部分由 Antoni A 区组织构成,细胞密度高,束状排列,纤维束样结构相互交织(HE×100)。

病例 2　患者,男,34 岁。左眼球突出半年伴眼痛 1 个月余(图 6-4-2)。

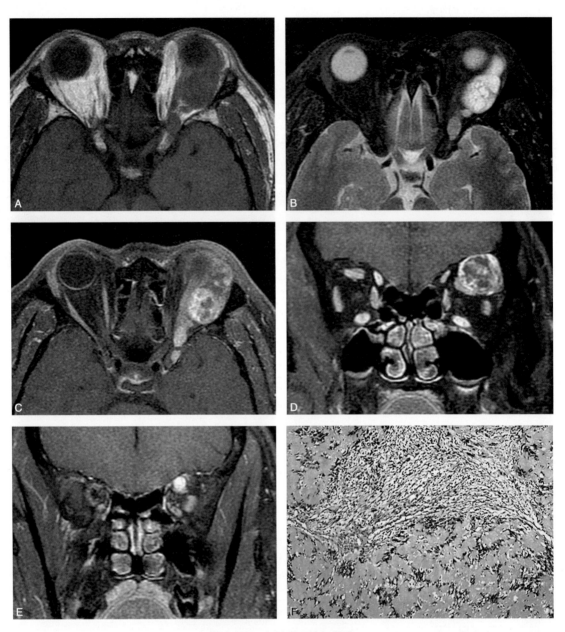

图 6-4-2　左侧眼眶神经鞘瘤

MRI:横断位 T_1WI、T_2WI、T_1WI+C(图 A、图 B、图 C)左眼眶神经鞘瘤呈串珠样,T_1WI 呈等低信号,T_2WI 呈等高信号,增强扫描病变实性部分呈明显强化,囊变部分未强化,并可见肿瘤组织通过眶上裂向颅内生长。冠状位(图 D、图 E)肿瘤位于肌锥外,走行于上直肌和眶上壁之间。病理(图 F):此例为经典型的神经鞘瘤,由致密的 Antoni A 区和疏松的 Antoni B 区构成。Antoni A 区细胞丰富,束状紧密排列,核杆状,局部栅栏状排列。Antoni B 区细胞疏松,星芒状排列,网眼中见透亮胞质基质(HE×100)。

【诊断思路及诊断要点】

1. 眶内神经鞘瘤可多见眶上部外侧，其长轴常与眼眶前后轴一致。

2. 肿瘤以椭圆形、梭形多见，后端可有"小尾巴"征，可经眶上裂蔓延至颅内。

3. CT平扫肿瘤软组织密度区内混杂低密度区，对其诊断有帮助，增强扫描软组织区呈中等至明显强化。

4. MRI扫描T_1WI肿瘤常呈中等信号，在T_2WI中常表现为等信号中混有液化、囊变或出血的混杂信号，增强后肿瘤实性等信号部分均匀强化，液化、囊变、出血区不强化。

第五节　眼眶扁平型脑膜瘤

【简介】

眼眶扁平型脑膜瘤(en plaque meningioma)是起源于眶骨膜的眼眶肿瘤，眶骨膜为颅内硬脑膜的延续。脑膜瘤发病率约6/10万，占颅内肿瘤的13%～26%，而扁平型脑膜瘤占所有脑膜瘤的2.5%。其发生可能与一定的内环境改变和基因变异有关，并非单一因素造成，可能与颅脑外伤、放射性照射以及病毒感染等因素有关。该肿瘤好发于中年女性，病史较长。病变一般只发生于一侧。临床最常见的症状为眼球突出，约占80%以上，其他症状包括视力下降、头痛、复视等。扁平型脑膜瘤对于药物治疗和放射治疗均不敏感，最佳治疗方法为手术切除。

【病理基础】

1. **巨检**　病变血供丰富，多为紫红色，有时可见局部硬膜血管异常增多。病理类型以上皮样型多见，可侵及邻近骨、脂肪及肌肉组织。

2. **镜下表现**　镜下均可见到肿瘤性上皮样或成纤维细胞样脑膜皮细胞。脑膜瘤形态学亚型较多，主要有以下几种亚型：①纤维细胞型呈大小不等的不规则型旋涡、编织状排列，细胞长梭形；②脑膜上皮型呈巢状、片状分布，细胞紧密排列，边界不清，呈经典的旋涡样合体样结构；③过渡型呈现上皮型和纤维细胞型的混合结构；④砂粒体型瘤组织内见到较多的砂粒钙化小体；⑤血管瘤型内见到多量大小不一，分化好的血管，多数血管呈明显增厚和玻璃样变；⑥微囊型见到有伸展胞质突起的瘤细胞构成结构疏松的微囊，囊内含淡红染黏液，此型肿瘤细胞可显示显著的退变异型性。

【影像学表现】

1. **CT表现**　病变多数位于眼眶蝶骨大翼区，局部骨质增生肥厚，增厚的骨质边缘毛糙，多呈毛刷状。多不伴有骨质破坏和骨膜反应。

2. **MRI表现**　软组织肿块围绕眶壁生长，可累及颅内、颞窝、颞下窝和翼腭窝。突向眶内者可压迫外直肌及视神经；突向颅内者多与脑组织分界清楚，推压颞叶。T_1WI为等或略低信号，T_2WI为略高或高信号。增强扫描肿块显著强化，增生肥厚的骨质骨髓腔内也明显强化。

【典型病例展示】

病例1　患者，女，57岁。左眼突出不适2年(图6-5-1)。

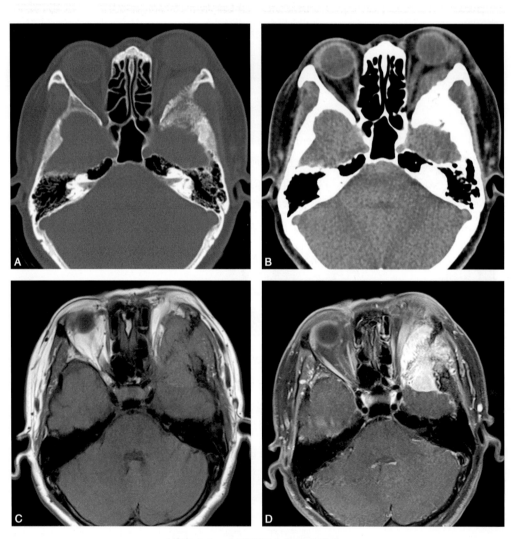

图 6-5-1　左侧眼眶扁平型脑膜瘤

横断位 CT 骨窗（图 A）示左侧眼眶外侧壁及颞骨鳞部骨质增生肥厚，边缘毛糙不规则；软组织窗（图 B）示左侧眼眶内、颅内和颞窝软组织肿块，密度稍低。横断位 T_1WI 和脂肪抑制后增强 T_1WI（图 C、图 D）显示左侧眼眶内、颅内和颞窝低信号肿块，增强后肿块显著强化，伴脑膜增厚强化。

病例2 患者,女,55岁。渐进性左眼视力下降1年余(图6-5-2)。

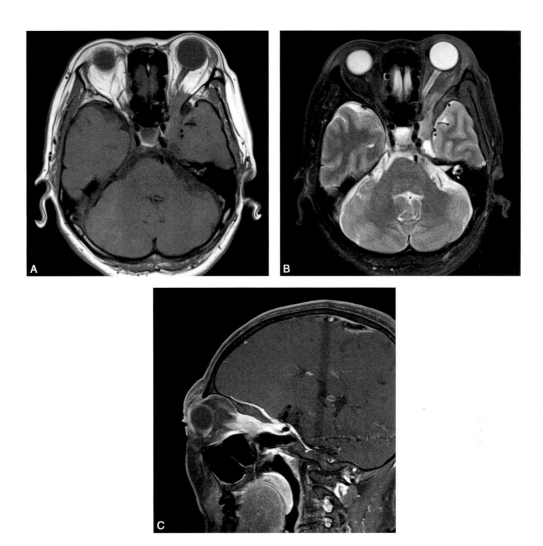

图6-5-2 左侧眼眶扁平型脑膜瘤

横断位 T_1WI 和 T_2WI (图A、图B)示左侧蝶骨嵴区不规则等 T_1 稍长 T_2 信号肿块影,病灶沿左侧视神经管向颅内延伸,左侧颈内动脉受压向内侧移位。矢状位脂肪抑制后增强 T_1WI (图C)示左侧蝶骨嵴区病灶明显强化,蝶骨大翼处可见脑膜尾征。

【诊断思路及诊断要点】

中年女性蝶骨大翼区骨质增生肥厚伴周围软组织肿块提示本病,可累及颅内、颞窝、颞下窝和翼腭窝,MRI多呈 T_1WI 等或略低信号, T_2WI 略高或高信号,增强扫描肿块显著强化。

第六节　孤立性纤维瘤

【简介】

孤立性纤维瘤(solitary fibrous tumor,SFT)是一种起源于表达 CD34 的树突状间叶细胞的梭形细胞肿瘤,常发生于胸膜,发生于眼眶者罕见。眼眶 SFT 于 1994 年被首次报道,为头颈部 SFT 常见发病部位。任何年龄均可发生,中老年多见;无明显性别差异。可发生于眼眶任何部位,以眶上部多见。其生长缓慢,临床表现无特异性,主要为无痛性眼球突出、眼睑肿胀、眼球活动受限等,与肿瘤位置有关。属交界性肿瘤,治疗原则以手术完整切除为主,恶性者术后易复发,需长期随访。本病多预后良好。

【病理基础】

1. **巨检**　通常表现为孤立性、类圆形或浅分叶状肿块,多边界清楚,有假包膜,切面为灰白或黄白色,可见旋涡状条纹。

2. **镜下表现**　主要由大量梭形细胞组成,细胞密集区与疏松区相间分布,排列成束状、席纹状或呈无模式样(patternless pattern)生长;其间穿插着数量不等的粗大或瘢痕样胶原纤维,以细胞疏松区较丰富;肿瘤内血管丰富,血管大小不一,呈"鹿角"状(staghorn)。肿瘤细胞、纤维组织及扩张的血管是其密度/信号不均匀的病理基础。当肿瘤出现细胞密实、细胞异型性明显、出现肿瘤性坏死及核分裂象增多(每 10 个高倍镜视野下核分裂象≥4 个)等征象时,高度提示恶性可能。

3. **免疫组化**　肿瘤细胞 STAT6(信号转导与转录激活子 6)和 CD34 弥漫阳性,部分 CD99(钙黏着蛋白 99)和 bcl-2(B 细胞淋巴瘤/白血病 2 蛋白)阳性,而 S-100、SMA 抗体呈阴性。

【影像学表现】

影像上多表现为边界清楚的软组织肿块,密度/信号与肿瘤内各组织成分的含量和比例相关。当病灶较小时,密度/信号多较均匀。CT 平扫呈等或稍低密度;MRI 图像上,与脑实质信号相比, T_1WI 呈等信号, T_2WI 呈混杂信号,纤维成分表现为低信号,且随着纤维组织含量的增多而逐渐减低;而肿瘤内的出血、坏死、囊变或相对新鲜的纤维组织表现为高信号。因肿瘤内血管丰富,增强扫描呈明显均匀/不均匀强化。 T_2WI 低信号区增强可见明显强化。扩散加权成像上提示扩散受限不明显;动态增强曲线呈速升流出型。恶性者较良性者体积更大,更容易侵犯周围组织。

【典型病例展示】

病例　患者,男,37 岁。右眼突出伴眼干 10 年余(图 6-6-1)。

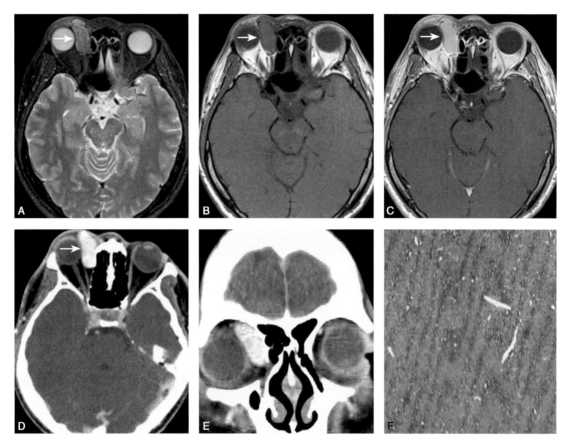

图 6-6-1　右侧眼眶孤立性纤维瘤

右侧眼眶内肌锥外椭圆形肿块,MRI 横断位 T_2WI 示病灶呈不均匀稍高信号(图 A), T_1WI 示肿块呈等信号(图 B), T_1WI 增强扫描示病灶明显均匀强化(图 C);CT 横断位增强扫描(图 D)及冠状位重建(图 E)示肿块均匀强化;术后病理切片下示肿瘤细胞密集,为梭形细胞(图 F,HE×100)。

【诊断思路及诊断要点】

中老年眼眶内边界清晰的孤立性肿块,MRI 图像上 T_1WI 呈等信号, T_2WI 呈混杂信号,增强扫描呈明显强化。当肿瘤体积较大且侵犯周围组织时,要警惕恶性可能。

MRI 图像上 T_2WI 可见低信号区,且低信号区增强呈明显强化是其重要特征。免疫组化 CD34 及 vimentin(波形蛋白)阳性有助于确诊。

第七节　眼眶骨纤维异常增殖症

【简介】

骨纤维异常增殖症(fibrous dysplasia,FD),又称"骨纤维结构不良",是一种罕见的骨肿瘤样病变,以病变骨中正常的松质骨为纤维组织和不成熟的编织骨所替代为特点。目前认为是体细胞染色体 20q13.3 上的鸟嘌呤核苷酸结合蛋白-1(guanine nucleotide-binding protein-1,GNAS1)基因突变所致。临床分为单骨型、多骨型和伴有皮肤色素沉着及性早熟的纤维性骨营养不良综合征(McCune-Albright 综合征)。包括眼眶在内的颅面骨骨纤维异常增殖症中,单骨型约占 10%,多骨型约占 90%。多见于年轻男性。早期可无症状,随后患者可因病变骨位置以及累及范围的不同出现疼痛、视觉障碍、面部畸形和骨折等症状。骨纤维异常增殖症发病隐匿,进展缓慢,病程数年至数十年不等。可发生恶性转化,恶变为骨肉瘤、纤维肉瘤、软骨肉瘤等。如出现生长加快,疼痛剧烈,应考虑恶变的可能。治疗措施因人而异,包括理疗、药物对症治疗、矫正器矫形和手术治疗等。

【病理基础】

1. 巨检　肉眼观肿块呈灰褐色,质地致密,内部伴有多变的纤维成分,可触及砂粒感。

2. 镜下表现　可见由不成熟编织骨构成的骨小梁,形态不规则,散在排列,周围填充以低到中等细胞密度的形态温和的纤维性间质;骨小梁周围成骨细胞缺失为其特征性表现。

【影像学表现】

1. X 线表现　由于病变内纤维和骨含量不同,颅面部 X 线表现主要分为囊状膨胀性改变、磨玻璃样改变和硬化性改变三种类型。有文献报道称同一患者的不同年龄阶段骨质表现可在以下类型中发生变化。

(1) 囊状膨胀性改变:表现为膨大的囊状透光区,可为单囊/多囊,周围常见硬化边,边界清晰,皮质变薄且外缘光滑,但内缘毛糙呈波浪状。囊内可有散在半点状致密影。

(2) 磨玻璃样改变:为本病特征性改变,表现为囊状膨胀性改变中的密度均匀增高似磨玻璃。

(3) 硬化性改变:表现为病变骨骨质膨大增厚,密度增高。

2. CT 表现　分型与 X 线相同,不仅可以显示囊状区、磨玻璃密度和骨质硬化,而且克服了 X 线骨性重叠的不足,可以展示更多病变细节以及周围软组织的情况。增强扫描可有不同程度的强化,但无特异性。

3. MRI 表现　信号多变,无特异性表现,T_1WI 多为低信号,T_2WI 因病变骨内部骨小梁、胶原、出血及囊变等成分的不同可表现为高、低或混杂信号。增强扫描可有不同强化。

【典型病例展示】

病例 1　患者,女,55 岁。右侧额枕部胀痛 7 个月余(图 6-7-1)。

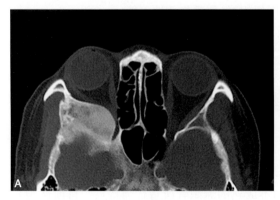
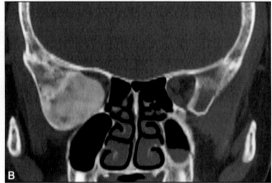

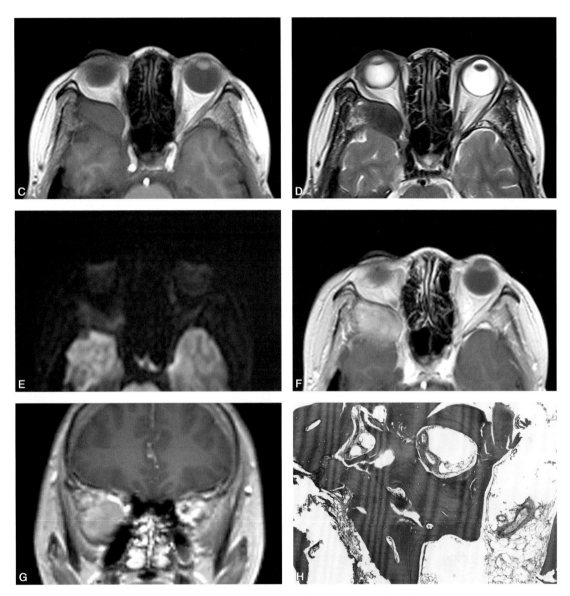

图 6-7-1　右侧眼眶骨纤维异常增殖症（眼眶外侧壁）

CT 横断位骨窗（图 A）示蝶骨及右侧眼眶外侧壁骨质增厚，右侧眶尖受压变窄，冠状位骨窗（图 B）示骨质膨胀性改变，呈磨玻璃密度；病灶于横断位 T_1WI（图 C）呈等低信号，于横断位 T_2WI（图 D）呈低低信号，右侧眼外直肌受压内移，DWI（图 E）未见明显受限，横断位及冠状位 T_1WI 增强（图 F、图 G）扫描不均匀明显强化。病理切片（图 H）（HE×100）镜下见破碎皮质骨及松质骨组织，局灶胶原纤维增生伴小灶新生编织骨，符合骨纤维异常增殖症。本例为骨纤维异常增殖症磨玻璃样改变。

病例 2　患者,男,42 岁。头昏伴鼻塞 2 周(图 6-7-2)。

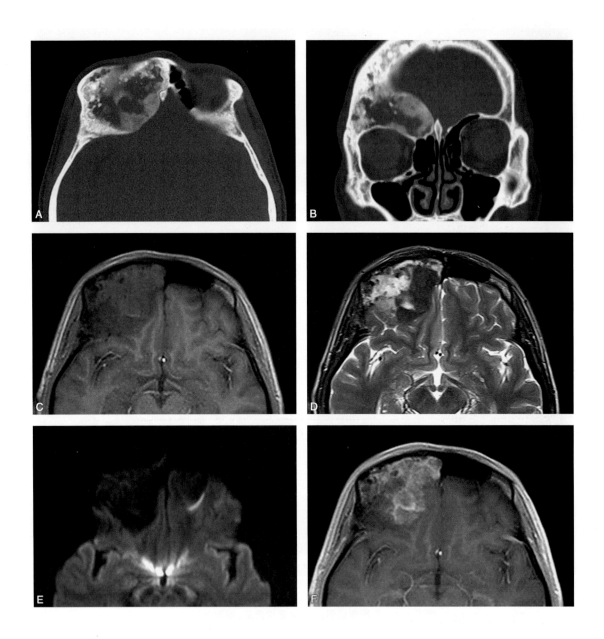

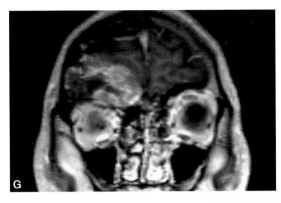
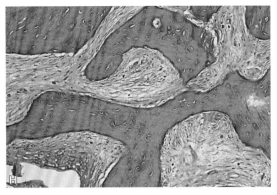

图 6-7-2　右侧眼眶骨纤维异常增殖症(眼眶上壁)

CT 横断位(图 A)骨窗示右侧额骨、眼眶上壁骨质增厚,内见斑片状低密度影,冠状位骨窗(图 B)示骨质膨胀性改变,内见多发囊状透光区及磨玻璃密度影;病变于横断位 T_1WI(图 C)呈不均匀等低信号,于横断位 T_2WI(图 D)呈高低混杂信号,DWI(图 E)未见明显受限,横断位及冠状位 T_1WI 增强扫描(图 F、图 G)示病灶呈不均匀明显强化。病理切片(图 H)(HE×100)镜下见编织骨构成的骨小梁散在排列,周围成骨细胞缺失,伴纤维间质填充,符合骨纤维异常增殖症。本例为骨纤维异常增殖症囊性膨胀性和磨玻璃样改变混合型。

病例 3　患者,男,38 岁。体检行头颅 CT 检查(图 6-7-3)。

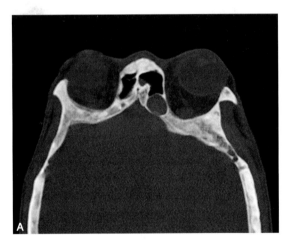
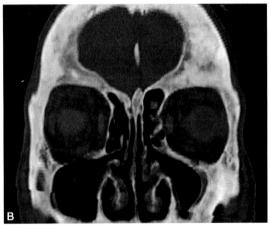

图 6-7-3　颅骨及眼眶骨纤维异常增殖症

横断位(图 A)和冠状位(图 B)CT 扫描示颅面部诸骨骨质膨大增厚伴密度不均匀增高。本例为骨纤维异常增殖症硬化性改变。

【诊断思路与诊断要点】

CT 为骨纤维异常增殖症最佳诊断手段,MRI 无特异性,活检及病理为确诊依据。需与佩吉特病(Paget 病)、骨化性纤维瘤和脑膜瘤等相鉴别。佩吉特病多见于老年人,其骨质棉絮样改变可与骨纤维异常增殖症相鉴别;骨化性纤维瘤表现为骨质边缘增厚,中央密度较骨纤维异常增殖症更低;脑膜瘤的骨周围有扁平软组织肿块影,骨纤维异常增殖症无软组织影。

第八节 朗格汉斯细胞组织细胞增生症

【简介】

朗格汉斯细胞组织细胞增生症(Langerhans cell histiocytosis)是一种多系统累及的以朗格汉斯组织细胞异常聚集为特征的罕见病,既往称为"组织细胞增多症 X(histiocytosis X)"。其病因未明,近年来研究发现多与体内免疫调节紊乱有关。该病的组织学已经明确,主要由弥漫性炎性细胞和大量聚集的伴有嗜酸性细胞的朗格汉斯树突细胞构成。可发生于任何年龄,10岁以前的儿童好发,男性发病率约为女性的 1.5 倍。传统分为三种临床分型:嗜酸细胞肉芽肿(eosinophilic granuloma)、莱特勒-西韦病(Litterer-Siwe disease)、汉-许-克病(Hand-Schüller-Christian disease)。嗜酸细胞肉芽肿为主要累及骨的良性病变;汉-许-克病为较重的全身型,尿崩症、眼球突出、骨关节受累是其典型的三联征;莱特勒-西韦病是严重的全身性暴发型,病死率高。该病以头颈部受累最多见(69%~73%),其中又以颅骨及眼眶(44%~48%)、颈部淋巴结(21%~26%)、颞骨(19%~25%)及颌骨(7%~10%)病变最为常见。眼眶受累多位于外上侧肌锥外间隙,眶周骨质通常可见溶骨性破坏。患者的预后与年龄和病灶大小相关。总体来说,年龄越小,病灶越大,预后越差。该病化学治疗效果较好,但易复发,特别是全身多系统受累的患者。

【病理基础】

1. **镜下表现** 镜下常可见朗格汉斯细胞增生,疏密不一,呈弥漫散在或片状分布,其间可夹杂嗜酸性粒细胞、单核或多核组织细胞、嗜中性粒细胞和淋巴细胞、浆细胞及小血管,可呈现肉芽组织样和肉芽肿性炎症的背景,肿瘤性朗格汉斯细胞拥有丰富的淡嗜伊红胞质,细胞核肾形、可见核沟。早期病变常以朗格汉斯细胞为主或朗格汉斯细胞与嗜酸性粒细胞为主。中期病变中组织细胞数量增加。晚期病变纤维化明显,细胞成分减少,朗格汉斯细胞少见,淋巴细胞、浆细胞相对较多。一般无朗格汉斯细胞的坏死,但在嗜酸性粒细胞密集区可出现嗜伊红性微脓肿形态。

2. **免疫组化** 示肿瘤性朗格汉斯细胞 S100、CD1a 及 Langerin(朗格汉斯细胞产生的特异性凝集素)阳性,电镜下肿瘤细胞内可见伯贝克颗粒(Birbeck 颗粒)。

【影像学表现】

1. **CT 表现** 病灶常位于眼眶上壁或外上壁,其他颅骨面亦可发生类似病变。CT 见溶骨性骨质破坏,边界清楚,无硬化,相应区域软组织肿块,呈等或略高密度,可累及相邻颅内或颞窝。

2. **MRI 表现** T_1WI 多呈低信号,如内部出血可见片状高信号,T_2WI 多呈等或高信号,信号可不均混杂,增强后中度至明显强化。

【典型病例展示】

病例 1 患者,男,5 岁。左侧眼球突出 2 个月(图 6-8-1)。

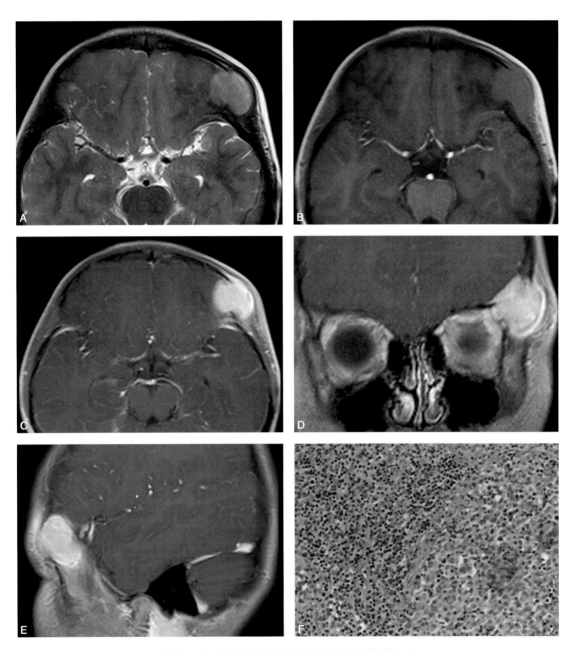

图 6-8-1　左侧眼眶朗格汉斯细胞组织细胞增生症

MRI 示左眼眶外上壁颅眶沟通性软组织肿块,边界清楚,伴骨质破坏。横断位 T$_2$WI(图 A)病灶信号较均匀,呈稍高信号;横断位 T$_1$WI(图 B)呈低信号;T$_1$WI 增强(图 C~图 E)病灶呈均匀明显强化,邻近软组织及局部脑膜可见增厚强化。病理镜下(图 F)示病变内部大量聚集的朗格汉斯细胞呈片状,内伴嗜酸性粒细胞及小淋巴细胞(HE×100)。

【诊断思路及诊断要点】

青少年边界清楚的溶骨性破坏伴软组织肿块提示本病,多发于眼眶外上壁,累及邻近颞窝及颅内,MRI 多呈 T_1WI 低信号、T_2WI 等或高信号,中度至明显强化。

第九节　眼眶淀粉样变性

【简介】

淀粉样变性(amyloidosis)是一类以淀粉样蛋白在组织中异常沉积为特征的疾病。眼眶淀粉样变性包括两种临床类型,分别是局灶性和系统性。系统性淀粉样变性预后欠佳,局灶性预后相对稍好。眼眶局灶性淀粉样变性好发于眼睑、结膜、泪腺和眼外肌。病灶较少侵犯邻近的骨质结构。该肿瘤好发于青壮年,无明显性别差异,临床症状主要包括眶周肿块、上睑下垂、眼球突出或移位、眼球运动受限和反复发作的结膜下出血。眼眶淀粉样变性的首选治疗方式是手术治疗,但因为眼眶淀粉样变性容易包绕着血管和眼外肌生长,完整切除肿瘤比较困难,因此容易出现局部复发。术后放射治疗可减少复发。

【病理基础】

1. **巨检**　眼眶淀粉样变性可表现为受累部位的弥漫性肿胀,也可表现为质韧、结节状肿物。肿物多呈粉红色。

2. **镜下表现**　病灶呈弥漫退行性变,代之以粉染、均质、无定型物质。血管结构退变。间质散在慢性炎症细胞。刚果红染色阳性有助于确立淀粉样变性的诊断。

【影像学表现】

1. **CT 表现**　病变多表现为眼睑、结膜、泪腺和眼外肌的弥漫性肿胀或软组织肿块。与眼外肌相比,病灶呈等密度。病灶内出现斑点状钙化时诊断眼眶淀粉样变性的特征性表现。由于 CT 对钙化的诊断敏感性高于 MRI,CT 和 MRI 上的钙化可不对应。病灶邻近骨质时,可出现骨质受压变薄或增生硬化。

2. **MRI 表现**　病灶通常在 T_1WI 呈均匀等信号,在 T_2WI 呈不均匀低信号,在增强后 T_1WI 呈显著强化。病灶 T_2WI 低信号是诊断眼眶淀粉样变性的特征性征象。

【典型病例展示】

病例 1　患者,女,54 岁。右眼球突出半年(图 6-9-1)。

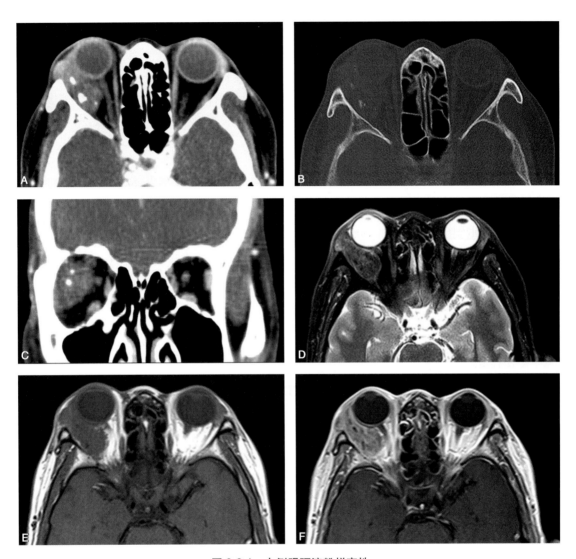

图 6-9-1　右侧眼眶淀粉样变性

横断位 CT 软组织窗(图 A)示右侧眼眶软组织肿块,形态不规则,边界清晰,肿块内见点状钙化;骨窗 (图 B)示右侧眼眶外侧壁形态良好,未见破坏。冠状位 CT 软组织窗(图 C)示肿块位于外上象限。横断位 T_2WI 和 T_1WI(图 D 和图 E)示肿块在 T_1 呈等信号,T_2 呈不均匀低信号。横断位增强 T_1WI(图 F)示肿块明显不均匀强化。

【诊断思路及诊断要点】

泪腺区占位在 CT 上可见钙化,T_2WI 呈不均匀低信号可提示本病。

第十节　眼眶良性肿瘤及瘤样病变影像鉴别诊断思路及要点

一、诊断思路

1. **定位**　详细观察病变的位置(球内、眶内肌锥内间隙、肌锥外间隙、眶壁、泪腺区等)、大小、形态、边界、内部密度或信号,单发或多发,与眼球、视神经、眼外肌、眶壁及其他邻近结构的关系。

2. **定性** 眼眶内形态规则占位,呈圆形或椭圆形,边界清楚、光整,与周围组织分界清,多不伴骨质破坏,依据以上特征易作出良性占位诊断。累及眶骨的良性肿瘤,多伴有骨质异常,朗格汉斯细胞组织细胞增生症表现为边界清楚的溶骨性骨质破坏,骨纤维异常增生症具有密度均匀增高似磨玻璃的特征性改变,扁平型脑膜瘤可见蝶骨大翼区骨质增生肥厚伴周围软组织肿块。多形性腺瘤、淀粉样变性多位于泪腺区,脉络膜骨瘤则多位于视盘附近,明确部位后根据其影像特点可作出诊断。此外,ADC 值以及动态增强显示"持续性强化"的特点也有助于鉴别诊断。

3. 可根据患者年龄、性别、临床病史、体征及实验室指标,如是否儿童、是否面部畸形等,结合影像学表现综合考虑进一步定性。

二、鉴别诊断思路

部分眼眶良性肿瘤,如脉络膜骨瘤、毛细血管瘤、扁平型脑膜瘤、骨纤维异常增殖症、朗格汉斯细胞组织细胞增生症,结合患者较典型的影像学表现、临床病史等较易给出明确诊断;其他一些眼眶良性肿瘤常难以明确诊断,需要结合各自影像学特点及临床实验室检查综合分析,进一步明确诊断。

报告书写规范要点

(1) 描述病变部位、大小、形态、边界、密度和信号及强化特点、与周围结构关系、累及范围等。

(2) 全面观察,由病变主体开始描述,注意周围邻近组织关系及伴发改变。眼眶病变要注意描述邻近眼球、视神经、眼外肌、眶壁骨质、视神经管、翼腭窝、颅内结构等的情况。

例如:

影像描述:左侧泪腺区见一类圆形肿块信号影,形态规则,边界清晰,最大截面约 24mm×15mm×20mm(长径×短径×上下径),T_1WI 呈等信号,T_2WI 呈稍高信号,信号欠均匀,增强后明显强化,强化欠均匀;左侧泪腺显示欠清,病变邻近眼球稍受压,视神经及眼肌未见明显异常,相邻眼眶内侧壁骨质信号未见明显异常,眶颅交界区结构信号未见明显异常。

影像诊断:左侧泪腺区占位,考虑多形性腺瘤。

═══ 练习题 ═══

1. **名词解释**
(1) 施万细胞瘤
(2) 骨纤维结构不良
2. **简答题**
简述朗格汉斯细胞组织细胞增生症的临床分型及影像学表现特点。

(许晓泉 车子刚 钱 波 李 海)

推荐阅读文献

［1］鲜军舫,史大鹏,陶晓峰.头颈部影像学:眼科卷.北京:人民卫生出版社,2014.

［2］鲜军舫,王振常,田其昌.眼眶神经鞘瘤的 CT 和 MRI 研究.中华放射学杂志,2000,34
（4）:41-43.

［3］TU Y F,JAKOBIEC F A,LEUNA K,et al. Distinguishing benign from malignant circum-
scribed orbital tumors in children. Semin Ophthalmol,2018,33(1):116-125.

第 七 章

眼眶恶性肿瘤

第一节　葡萄膜恶性黑色素瘤

【简介】

葡萄膜恶性黑色素瘤(uveal malignant melanoma)为成人眼球内最常见的原发恶性肿瘤,是起源于葡萄膜内的黑色素细胞累及眼虹膜、睫状体及脉络膜的最常见球内恶性肿瘤。肿瘤可起源于以上三个部位任一部位,按发生部位分为虹膜恶性黑色素瘤和后葡萄膜恶性黑色素瘤两个类型,也可按起源部位分为虹膜恶性黑色素瘤、睫状体恶性黑色素瘤和脉络膜恶性黑色素瘤。起自脉络膜、睫状体、虹膜者分别占90%、7%、3%。在国外其发病率占眼内肿瘤的首位,在国内则仅次于视网膜母细胞瘤,居眼内肿瘤的第二位。此瘤的恶性程度高,临床表现与肿瘤位置、体积有密切关系。患者就诊主诉多为视力下降,常发生于40~60岁,男性略多。多为单眼、单灶性发病。肿瘤易经血流转移,85%转移至肝脏,预后较差。

【病理基础】

1. **巨检**　一般为圆形或椭圆形、梭形肿块,并可引起相应部位的脉络膜增厚,从后将视网膜顶起,使其呈现高低不平的表面,较大的肿瘤有渗出液或血肿。早期脉络膜局部增厚,呈半球形向玻璃体腔突出,对邻近组织无明显破坏;当脉络膜最内层的玻璃膜受肿瘤细胞破坏时,肿瘤进入视网膜下,解除阻力的肿瘤发展较快,形成底大、颈细、头圆的蘑菇状外观。

2. **镜下表现**　根据瘤细胞形态不同分为5种类型。

(1) **梭形细胞型**:最常见,由不同比例的梭形A瘤细胞和梭形B瘤细胞组成。一般认为瘤体内梭形A瘤细胞比例越高,则预后越好。有些肿瘤内,瘤细胞围绕血管排列呈束状,或类似神经鞘瘤呈栅栏状排列,故一些学者将此种排列形态的恶性黑色素瘤称为"束状型黑色瘤"。

(2) **上皮样细胞型**:一般当瘤体中上皮样细胞所占比例>75%时即归于此型,单纯由上皮样细胞组成的恶性黑色素瘤少见。此型预后较差,弥漫性扁平状生长的脉络膜恶性黑色素瘤多为上皮样细胞型。

(3) **混合细胞型**:由不同比例的梭形细胞和上皮样细胞组成。其中又分为:

1) **梭形细胞优势型**:以梭形细胞为主,但<75%。

2) **梭形细胞与上皮样细胞均等型**。

3）上皮样细胞优势型：以上皮样细胞为主,但<75%。细胞恶性程度依梭形 A 瘤细胞、梭形 B 瘤细胞到上皮样细胞依次增高。

（4）坏死型：较少见,特点为瘤体内有大量坏死的瘤细胞,坏死的原因可能与供血不足和免疫反应有关。坏死的瘤细胞可引起眼内炎症反应,易误诊为葡萄膜炎或眼内炎。

（5）气球状细胞型：很少见,肿瘤大部分由"气球状瘤细胞"组成,可能为瘤细胞转变为变性瘤细胞的一种过渡形态。

3. 免疫组化　肿瘤细胞表达 S-100、黑色素相关抗原(HMB45)及黑色素 A(Melan-A)。

【影像学表现】

1. CT 表现　葡萄膜恶性黑色素瘤发生在虹膜和睫状体时一般体积较小,CT 很难显示,发生在脉络膜时一般较大,表现为自眼球壁向玻璃体突出的较高密度肿块,呈半球形、蘑菇形或较扁的梭形,增强后呈轻至中度强化;肿瘤较小且伴有继发的视网膜脱离时可被掩盖,增强时由于只有肿瘤强化而清晰显示出来。

2. MRI 表现　特征性短 T_1 短 T_2 信号,含色素较少时呈稍短 T_1 稍短 T_2 信号,约15%的病变信号不典型,大多数肿块内部信号均匀。采用脂肪抑制后增强 T_1 是显示小肿瘤和向眼球外扩散的最佳方法,增强后肿块多呈中度至明显强化。由于肿瘤 T_1 呈高信号,普通 MRI 增强不易观察病变是否有强化,动态增强扫描及其所获取的时间信号强度曲线可以很好地显示肿瘤是否强化及强化的程度。葡萄膜恶性黑色素瘤曲线类型多为速升速降型或速升平台型。

【典型病例展示】

病例 1　患者,男,43 岁。右眼视物模糊半年(图 7-1-1)。

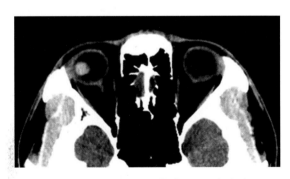

图 7-1-1　右侧眼眶葡萄膜恶性黑色素瘤
CT 平扫:右侧眼球内类圆形高密度肿块。

病例2　患者,男,49岁。左眼视物不清10余天(图7-1-2)。

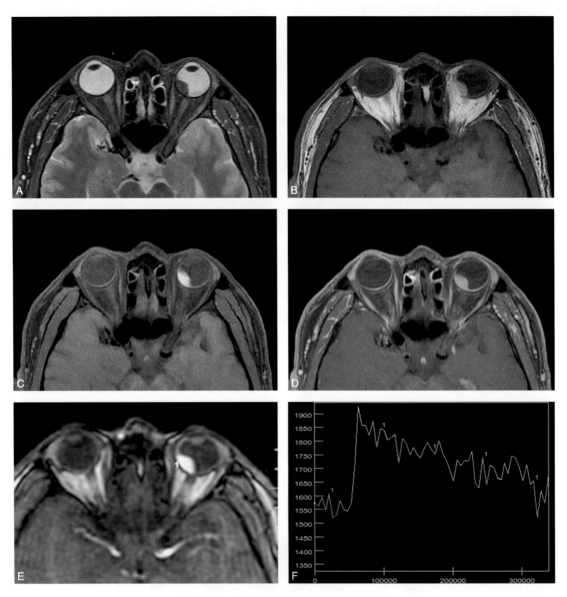

图7-1-2　左侧眼眶葡萄膜恶性黑色素瘤

MRI:左侧眼球内见梭形肿块,脂肪抑制 T_2WI(图 A)呈低信号, T_1WI(图 B)呈高信号,脂肪抑制 T_1WI(图 C)呈高信号,增强扫描呈均匀强化(图 D),时间信号强度曲线为速升速降型(图 E、图 F)。

【诊断思路及诊断要点】

虹膜和睫状体葡萄膜恶性黑色素瘤一般体积较小,CT 很难显示,脉络膜恶性黑色素瘤一般较大,表现为自眼球壁向玻璃体突出的较高密度肿块,呈半球形、蘑菇形或较扁的梭形,增强后呈轻至中度强化。肿瘤在 MRI 呈 T_1WI 高信号, T_2WI 低信号,高度多≥5mm,为蘑菇形或半圆形,时间信号强度曲线为速升速降型或速升平台型。

第二节　视网膜母细胞瘤

【简介】

视网膜母细胞瘤(retinoblastoma)起源于视网膜内颗粒层,是儿童眼球内最常见的恶性肿瘤,常被称为"白瞳症"。3 岁以下儿童多见,具有家族遗传倾向,可单眼、双眼先后或同时罹患,单眼发病最常见。分内生型、外生型及混合生长型,以混合生长型最常见。内生型可致玻璃体积血和种植,视网膜脱落和种植,侵犯脉络膜,侵犯后房、前房、晶状体(可致晶状体脱位)、虹膜等。外生型可致巩膜及球外侵犯、视神经受累、中枢神经系统病变和 Flexner-Wintersteiner 菊形团远处转移。

临床表现复杂,可表现为结膜内充血、水肿、角膜水肿、虹膜新生血管、玻璃体混浊、眼压升高及斜视等。本病易发生颅内及远处转移,常危及患儿生命,因此早期发现、早期诊断及早期治疗是提高治愈率、降低死亡率的关键。

【病理基础】

1. **巨检**　肿瘤呈灰白色或黄色的结节状肿物,切面有明显的出血及坏死,并可见钙化。

2. **镜下表现**　分为未分化型和分化型两种类型。绝大多数为未分化型,恶性程度高,镜下见肿瘤由圆形小蓝细胞构成,常只见核而胞质不明显,核圆形、深染、核分裂象多见,肿瘤内常出现大片坏死,可有细砂样或不规则斑片状钙质沉着,有时可见特征性的 Flexner-Wintersteiner 菊形团结构。少数为分化型,镜下主要由方形或低柱状细胞构成。

【影像学表现】

1. **CT 表现**　表现为眼球玻璃体内后部肿块样软组织密度灶,瘤内钙化多见,呈斑点、斑片或团块状,增强可见未钙化瘤体不同程度强化。肿瘤侵犯视神经时,视神经增粗;肿块较大时向前侵犯,晶状体移位、破坏、消失并侵犯前房;颅内侵犯主要表现为脑室、脑池等处肿块。可血行转移至骨、肝、肺、肾等处。当眼眶软组织被累及时可转移至耳前及颈部淋巴结。

2. **MRI 表现**　T_1WI 呈低或中等信号,T_2WI 呈中等或高信号,增强后显著强化。钙化较多时,病灶内可见长 T_1 短 T_2 信号。视神经受累时表现为视神经增粗,增强明显强化,颅内侵犯时多表现为脑室、脑池等处肿块。

【典型病例展示】

病例　患者,男,2 岁。发现左眼瞳孔发白 2 个月(图 7-2-1)。

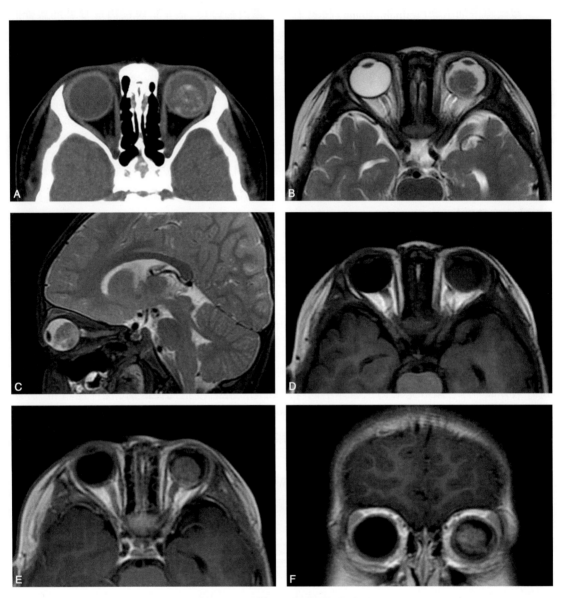

图 7-2-1 左侧眼眶视神经母细胞瘤

CT 平扫：左侧眼球内见类圆形肿块，内散在多发斑片状钙化（图 A）。MRI：T₂WI（图 B、图 C）呈高低混杂信号，T₁WI（图 D）呈等信号，增强扫描呈明显不均匀强化（图 E、图 F）。

【诊断思路及诊断要点】

3 岁以下"白瞳症"患儿,眼球内肿物伴钙化多可以诊断。

第三节　泪腺多形性腺癌

【简介】

泪腺多形性腺癌(pleomorphic adenocarcinoma of the lacrimal gland),又称"恶性泪腺混合瘤",为最常见的泪腺窝原发性上皮性肿瘤之一。泪腺多形性腺癌在泪腺上皮性肿瘤中占第 3 位(9%);在泪腺恶性上皮性肿瘤中占第 2 位(33%)。发病年龄为 20~50 岁,平均 43.5 岁,不同性别发病率无显著性差异。

临床表现主要为单眼进行性眼球突出及眼球向下移位,眶外上方可扪及粘连性肿物,边界不清楚,活动度差,压痛较明显。肿瘤生长较快,病程较短,有疼痛感,可由泪腺多形性腺瘤转化而来,常为泪腺多形性腺瘤不全切除后复发。

【病理基础】

1. **巨检**　肿物无包膜或包膜不完整,切面呈灰黄色或灰白色,质脆。

2. **镜下表现**　光镜下见其基本为良性混合瘤的病理改变,但其中有灶性恶变区,可见核异型上皮细胞岛,管腔不规则,出现异常核分裂现象。恶性部分多为中、低分化腺癌,间质呈透明变性。电镜可见瘤细胞类似正常泪腺的腺泡细胞,但其腔面细胞微绒毛数目正常,顶部复合连接保持良好,其余细胞连接加宽,无桥粒连接,可类似导管内层细胞。

【影像学表现】

1. **CT 表现**　示泪腺窝形状不规则肿物,边界不清楚,呈锯齿样改变;肿瘤大部呈等密度中心伴有低密度囊变区,出血时呈高密度。眶骨可见不均匀溶骨性骨质破坏,肿物可向鼻窦、颞窝及颅内等部位扩散。

2. **MRI 表现**　T_1WI 等信号为主的混杂信号,中心部分为低信号;T_2WI 为混杂高信号。MRI 可清楚地显示肿瘤向眶外蔓延的范围。

【典型病例展示】

病例　患者,女,52 岁。右眼眶多形性腺瘤切除术后 10 年,右眼突出 3 年(图 7-3-1)。

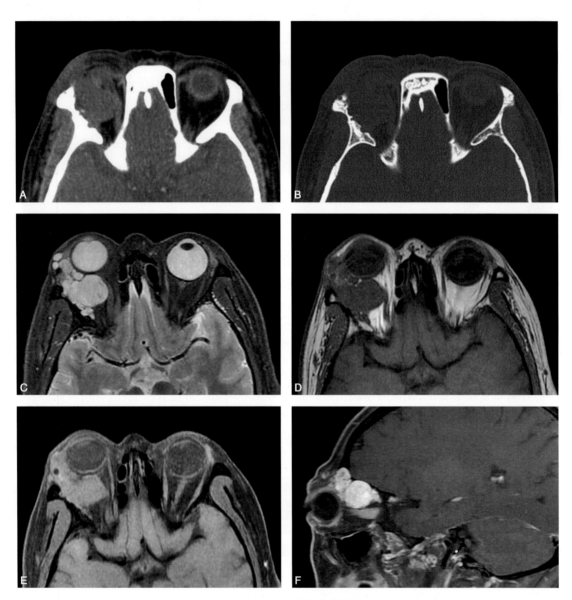

图 7-3-1　右侧泪腺多形性腺癌

CT 平扫:右眶外上象限肌锥外间隙不规则形肿块(图 A),眶外侧壁局部骨质吸收破坏(图 B)。MRI:脂肪抑制 T_2WI(图 C)呈高信号,T_1WI、脂肪抑制 T_1WI(图 D、图 E)呈等信号为主的混杂信号,增强扫描呈明显强化(图 F)。

【诊断思路及诊断要点】

泪腺多形性腺瘤不全切除史,泪腺窝区不规则形肿块,肿瘤内密度/信号不均匀,边缘呈锯齿样改变,邻近眶壁骨质吸收破坏。

第四节　泪腺腺样囊性癌

【简介】

泪腺腺样囊性癌(lacrimal gland adenoid cystic carcinoma,LGACC)是最常见并且恶性程度高的泪腺恶性上皮性肿瘤,在泪腺上皮性肿瘤中仅次于泪腺多形性腺癌而居第二位(占29%),占所有原发眼眶肿瘤的4.8%。LGACC好发于35~50岁的成年人,平均发病年龄为40岁,女性多于男性。

临床表现与其他泪腺占位性病变有相似处,主要临床症状为眼球突出、移位,泪腺窝肿块和局部疼痛,也可出现眼球运动障碍、上睑下垂、视力下降和复视等。与其他泪腺肿瘤不同的是疼痛发生率很高,可达79%,这是因为该肿瘤嗜神经生长,早期侵犯神经及邻近骨膜、骨壁引起疼痛。病变易侵犯神经、累及眶骨,转移至肺、肝、骨,蔓延至颅内。肿瘤自发性疼痛及邻近骨质破坏是LGACC突出的特点。目前,手术切除联合放化疗的综合性治疗是LGACC的主要治疗方法。LGACC复发率高,易向周围组织浸润,甚至发生远处转移,预后差。

【病理基础】

1. **巨检**　肿瘤多无包膜或包膜不完整,包膜外可见肿瘤组织向周围呈浸润生长。

2. **镜下表现**　肿瘤实质细胞主要为导管上皮细胞和变异肌上皮细胞;导管上皮细胞大小一致,胞质少,细胞核圆形或卵圆形,深染,核分裂象不常见;变异肌上皮细胞呈扁平状、梭形或不规则形。两种细胞成分排列成不同的结构方式,主要有筛状型、管状型、实体型、粉刺型、硬化型。同一肿瘤常存在不同结构方式,其中实体型和粉刺型预后较差。

(1) 筛状型:瘤细胞单层或双层排列呈腺样,呈筛网状,腔内常含嗜碱性黏液,有纤维间隔形成小叶。

(2) 管状型:衬以多层上皮细胞的管样结构。

(3) 实体型:又称"基底样型",瘤细胞排列紧密,呈片状或实体状,其间有纤维组织间隔。

(4) 粉刺型:多层瘤细胞环绕,中央有坏死灶。

(5) 硬化型:在致密玻璃样变的间质中有被压的细胞条索。

【影像学表现】

1. **CT表现**　CT显示大多数LGACC发生于泪腺窝处,正常的泪腺轮廓消失。肿瘤为扁椭圆形、不规则形或梭形,呈高密度,部分肿瘤可见囊状的低密度灶,少数瘤内可见钙化灶;增强扫描呈中度以上强化,实质部分强化,囊变坏死区不强化。病变早期多无骨质破坏,晚期邻近眶壁呈虫蚀样或广泛骨质改变。进展期可见病变向邻近结构蔓延,多为直接侵犯,部分也可沿周围神经转移,甚至出现"跳跃转移",即在远处发现转移灶,但并不与泪腺区病变相连。

2. **MRI表现**　LGACC的MRI表现缺乏特异性。与正常眼外肌比较,T_1WI呈低或等信号,T_2WI多呈高信号,信号多不均匀,增强扫描呈中度至高度强化。MRI相较CT而言,能更清楚显示病变与眼外肌、视神经的关系,以及向邻近结构蔓延的范围,能更敏感、准确地发现病变沿周围神经转移,增强扫描联合脂肪抑制技术显示效果最佳。

【典型病例展示】

病例　患者,女,58 岁。左侧眼睑肿胀 1 个月,无疼痛感,无畏光流泪(图 7-4-1)。

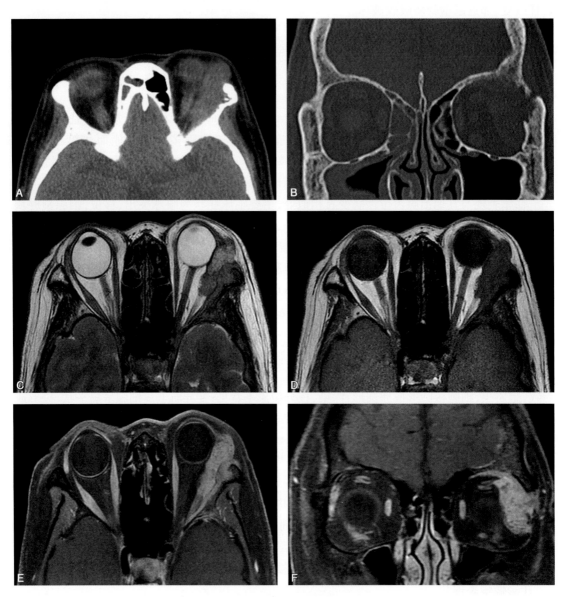

图 7-4-1　左侧泪腺腺样囊性癌

CT 平扫:左眶外上象限肌锥外间隙不规则形软组织密度肿块(图 A),眶外侧壁局部骨质吸收破坏(图 B)。MRI:T_2WI(图 C)呈略高信号,T_1WI(图 D)呈低信号,增强扫描呈不均匀强化(图 E、图 F)。

【诊断思路及诊断要点】

泪腺窝区肿块并局部疼痛,肿块形态不规则,肿瘤内密度/信号不均匀,邻近眶壁骨质吸收破坏。嗜神经生长,甚至出现"跳跃转移"。

第五节　眼眶淋巴瘤

【简介】

淋巴瘤(lymphoma)起源于淋巴结或结外淋巴组织,临床多表现为无痛性进行性淋巴结肿大、局部肿块形成,主要分为霍奇金淋巴瘤和非霍奇金淋巴瘤。眼眶淋巴瘤属于原发于淋巴结外的淋巴瘤,也可以是全身淋巴瘤的局部眼部表现,多是 B 细胞型非霍奇金淋巴瘤。眼眶淋巴瘤属于眼眶淋巴增生性病变的一种(占 67%～90%),占眼部恶性肿瘤的 4%～28%,占全身非霍奇金淋巴瘤的 5%,发病率呈逐年上升趋势。可见于任何年龄,以 45～60 岁中老年人多见,病程短者数日,长者数年甚至数十年不等。临床表现多为缓慢无痛性眼球突出、眼球移位、运动障碍、眼睑和结膜水肿,可导致视力模糊、下降和丧失等。临床专科检查多表现为肿块活动性差,眼球运动受限。

【病理基础】

1. **巨检**　肿块切面呈灰红色、灰黄色或灰白色,质软。

2. **镜下表现**　肿瘤细胞呈广泛浸润性生长,弥漫分布,瘤细胞小至中等,大小一致,核染色深、细胞质少。绝大多数为 B 细胞型黏膜相关结外淋巴组织边缘区淋巴瘤,少数可有 NK/T 细胞淋巴瘤、弥漫大 B 细胞淋巴瘤、套细胞淋巴瘤和外周 T 细胞淋巴瘤等。

【影像学表现】

1. **CT 表现**　CT 平扫示,与眼外肌相比,肿块呈等密度,密度均匀,无骨质破坏、坏死、出血和钙化,少数可见骨质受压或轻微吸收改变;CT 增强示肿块呈轻度均匀强化。

2. **MRI 表现**　肿块常见于眼睑、结膜、泪腺区,可单侧亦可多侧,可单发亦可多发。小病变呈条片状、结节状,大病变呈不规则铸形,可包绕眼球呈弧形、半月形、星芒状。眼球结构不受累,可沿球后眶内肌锥间隙呈浸润性生长,累及眼外肌和眶内神经,部分可累及海绵窦、翼腭窝等邻近结构。与眼外肌相比,肿块在 T_1WI 上呈等信号,在 T_2WI 上呈等或稍高信号,信号均匀,与周围结构分界不清,在增强 T_1WI 上呈中等均匀强化,时间-信号强度曲线呈流出型或平台型。MRI-DWI 对淋巴瘤诊断较具特异性,DWI 弥散受限呈高信号,ADC 图呈低信号,ADC 值多低于 $0.8×10^{-3}mm^2/s$。

【典型病例展示】

病例　患者,男,72 岁。右眼外下方肿物 2 年余,无疼痛,无眼红等,近 1 年肿物快速增大,右眼睁眼不能(图 7-5-1)。

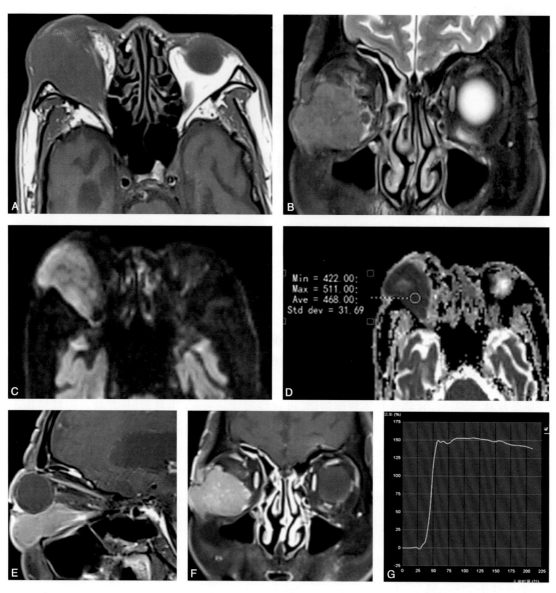

图 7-5-1　右侧眼眶淋巴瘤

MRI：横断位 T_1WI（图 A）示右侧眼睑及球后眶内肌锥间隙铸形肿块，呈等信号；冠状位脂肪抑制 T_2WI（图 B）肿块呈等信号，信号均匀，边界不清，累及下直肌，视神经及外直肌受压推移；横断位 DWI 和 ADC 图（图 C、图 D），肿块弥散受限，DWI 呈高信号，ADC 呈低信号，测得 ADC 值为 $0.468×10^{-3}\,mm^2/s$；矢状位和冠状位脂肪抑制增强 T_1WI（图 E、图 F），肿块中度强化，信号均匀，矢状位图像可见肿块自下眼睑软组织向后包绕眼球并沿肌锥间隙呈铸形团块状生长；图 G 示时间-信号强度曲线呈平台型。

【诊断思路及诊断要点】

眼睑、结膜、泪腺区单侧或双侧、单发或多发病变,包绕眼球、沿肌锥间隙浸润性铸形生长的肿块;在 CT 和 MRI 上,肿块呈中等密度和信号,密度及信号均匀,无骨质破坏、坏死、出血和钙化,增强后常轻度或中度均质强化,DWI 弥散受限呈高信号,ADC 图呈低信号。

第六节　眼眶横纹肌肉瘤

【简介】

横纹肌肉瘤(rhabdomyosarcoma,RMS)是儿童期最常见的一种软组织肉瘤,来源于未分化的多能间充质成分。约45%发生于头颈部,眼眶横纹肌肉瘤占25%~35%,是眼眶原发性恶性肿瘤。约75%在10岁前发病,男性多于女性(约3:2),起病急,恶性程度高,预后不良。单侧多见,极少数发生于双侧眼眶。临床首发症状为眼球突出,突出速度快,1~2周即可明显增大,表现为眼眶肿块、眼睑肿胀、眼球运动障碍和视力下降。

【病理基础】

1. **巨检**　肿块多呈灰白鱼肉状,表面光滑,无结缔组织包膜。

2. **镜下表现**　组织学类型有四型,分别为胚胎型、腺泡型、梭形细胞型和多形型。前两型主要发生于婴幼儿,胚胎型最常见,腺泡型较胚胎型预后差。胚胎型横纹肌肉瘤肿瘤细胞致密片状排列,间质通常伴有黏液变性,肿瘤细胞形态、分化程度不一,从未分化的幼稚小蓝细胞到有时可见明显的横纹肌母细胞分化。腺泡状横纹肌肉瘤显示肿瘤细胞沿纤维血管结缔组织间隔整齐排列,肿瘤细胞圆形,核深染,胞质分化少,通常不见明显的横纹母细胞。

3. **免疫组化**　横纹肌肉瘤肿瘤细胞结蛋白(desmin)、肌细胞生成素(myogenin)和成肌分化蛋白1(MyoD1)阳性。

【影像学表现】

1. **CT 表现**　病变在 CT 平扫上呈等密度软组织肿块影,密度欠均匀,坏死区呈低密度,边界欠清,有分叶,易侵犯邻近结构,累及骨质呈溶骨性破坏,增强后病变呈中度至明显不均匀强化。

2. **MRI 表现**　与眼外肌相比,病变在 T_1WI 上呈不均匀等、低信号,在 T_2WI 上呈不均匀高信号,囊变坏死区呈 T_1WI 低信号、T_2WI 高信号;增强后呈中等至明显不均匀强化,肿瘤内出血、囊变及坏死区不强化;进展期病变形态不规则,边界模糊,可广泛侵犯肌锥间隙,破坏眶壁并向周围结构蔓延,MRI 增强检查有助于显示病变累及范围。

【典型病例展示】

病例　患者,男,10岁。左眼突出15天,视物模糊7天(图7-6-1)。

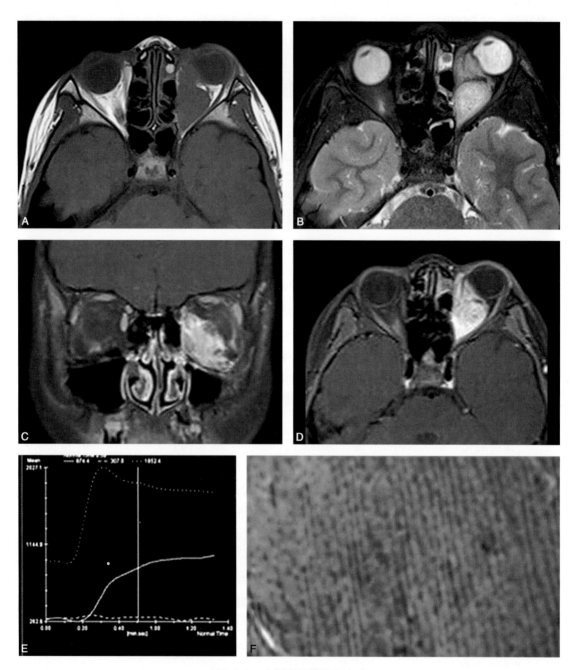

图 7-6-1　左侧眼眶横纹肌肉瘤

MRI:横断位 T_1WI(图 A),左侧眼眶内下象限软组织肿块影,形态不规则,呈等信号,病变局部累及鼻侧眼球壁;横断位脂肪抑制 T_2WI(图 B),病变呈明显信号,信号较均匀,未见明显囊变坏死区;冠状位和横断位(图 C、图 D)延迟期增强示病变明显强化,累及内直肌、下直肌、肌锥内外间隙和视神经;图 E 示时间-信号强度曲线呈平台型;病理示胚胎性横纹肌肉瘤(HE×100)(图 F)。

【诊断思路及诊断要点】

儿童患者(<10 岁),起病急,进行性突眼伴疼痛;CT 示眶内局部或弥漫性不均匀等/低密度的软组织肿块及邻近骨质破坏;MRI 示不均匀 T_1WI 等/低信号、T_2WI 等/高信号,增强后中度至明显不均匀强化。

第七节　眼睑基底细胞癌

【简介】

眼睑基底细胞癌(basal cell carcinoma,BCC)来源于皮肤附属器或表皮基底层内不成熟多能干细胞,属于最常见的眼睑恶性肿瘤,约占 90%。病因不明,诱发因素与日光、紫外线、放射线、砷剂和遗传等因素有关。老年男性多见,好发于下眼睑,其次为内眦、上眼睑和外眦。肿瘤发展速度慢,病程较长,无明显疼痛不适。早期表现为局部软组织隆起、半透明、珍珠样小硬结,周围血管曲张,表面覆盖痂皮鳞屑。血液供应不及肿瘤生长速度,局部可形成中央溃疡,糜烂出血,溃疡边缘隆起内卷,外观呈火山口状,上有毛细血管及痂皮,揭之易出血。肿瘤恶性程度低,预后较好,复发少;仅局部侵袭,转移少,常见转移部位为局部淋巴结,其次为肺、骨、皮肤、肝、脾及肾上腺。

【病理基础】

1. **巨检**　病变多呈结节状皮损,有些病变表面见浅溃疡,边缘隆起,内卷,有黑褐色素沉着,切面灰白色或灰黑色。

2. **镜下表现**　肿瘤细胞小,胞质少,核大、卵圆形、嗜碱性、核分裂象少见,癌巢周围细胞排列呈栅栏状,中间细胞排列紊乱或旋涡状,间质结缔组织增生,间质和癌巢内见多少不等黑色素。

【影像学表现】

1. **CT 表现**　眼睑局部不均匀增厚,表面凹凸不平,边界不清,呈火山口状外观,CT 平扫呈等密度,增强后可见不均匀强化。

2. **MRI 表现**　眼睑软组织不规则增厚呈火山口状外观较具特征,病变在 T_1WI 和 T_2WI 上呈等信号,增强后呈不均匀强化,动态增强早期有助于病变的显示,病变血供丰富,早期强化程度高于周围其他组织;MRI 有助于显示病变向深部发展的范围及其与周围结构的关系,是首选检查方法。

【典型病例展示】

病例　患者,男,56 岁。左眼内眦部破溃、流脓 2 年,加重 1 个月(图 7-7-1)。

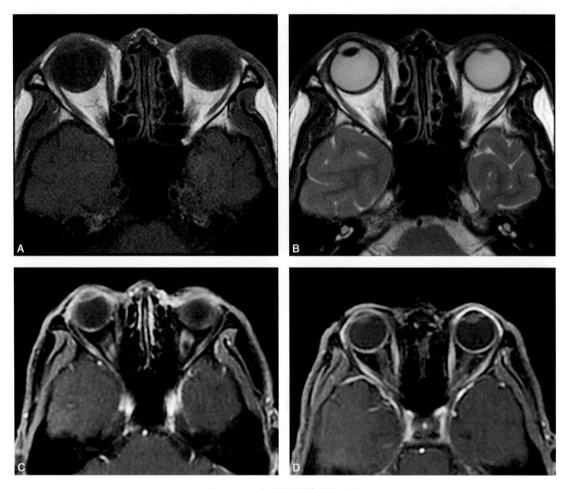

图 7-7-1　左侧眼睑基底细胞癌

MRI：横断位 T_1WI（图 A），左侧内眦区软组织增厚，呈等信号，病变形态不规则，皮肤表面不光整，局部凹陷；横断位 T_2WI（图 B），病变呈等信号；T_1WI 动态增强早期，病变显著强化，强化程度明显高于周围组织结构，图 C 示病变呈不规则强化及火山口状形态，图 D 示病变向眶内蔓延，累及眼球前壁呈线状强化。

【诊断思路及诊断要点】

老年男性，病史较长的眼睑或内眦肿块，表面呈火山口状外观，病变位置表浅，根据典型形态及活检可明确诊断。CT 平扫呈等密度，T_1WI 及 T_2WI 呈等信号，增强后呈不均匀强化。

第八节　睑板腺癌

【简介】

睑板腺癌（meibomian gland carcinoma）是起源于睑板腺的恶性肿瘤，也可发生于睑缘腺（Zeis 腺）和毛囊周围的微小腺体。发病率仅次于基底细胞癌，位居眼睑恶性肿瘤第 2 位，易侵袭眼睑周围组织或眼眶且容易转移（局部淋巴结和远处器官转移）。睑板腺癌常伴有佩吉特样浸润，可呈跳跃性生长。

本病多见于中老年人，女性多于男性，上睑多于下睑。主要表现为上睑或睑缘部位的孤立性肿块,边界清楚,质地较硬,亦可表现为弥漫性病变,边界不清;易被误诊为睑板腺囊肿、基底细胞癌或鳞状细胞癌等。

【病理基础】

1. **巨检** 结节状或者分叶状,边缘较清楚,切面黄白色。

2. **镜下表现** 组织学上由不同分化程度的细胞组成。分化好的细胞呈皮脂腺分化,细胞较大,多边形,胞质丰富呈泡沫状,核空泡状,可见核仁;分化差的细胞显示多形性核,有明显的核仁,胞质少,可似基底样细胞或鳞状细胞。分为 5 型:分化型、鳞状细胞型、基底细胞型、腺样型及梭形细胞型。亦可根据细胞分化程度分为 3 型:高分化型、中分化型、差分化型。

【影像学表现】

1. **CT 表现** 眼睑或睑缘局限性或弥漫性软组织密度肿块,增强后可见不均匀强化。

2. **MRI 表现** 眼睑或睑缘局限性或弥漫性肿块,T_1WI 多呈等信号,T_2WI 呈高信号,增强扫描有不同程度强化。

影像学检查有助于了解病变向眼眶、筛窦、上颌窦等邻近组织结构浸润的情况。

【典型病例展示】

病例 患者,女,76 岁。右侧眼球突出(图 7-8-1)。

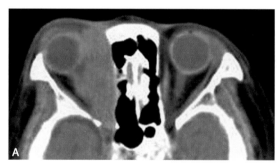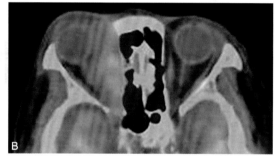

图 7-8-1 右侧睑板腺癌
CT(图 A)示右侧眼眶内侧软组织肿块,右侧眼球受压外移,与右眼内直肌、视神经分界不清,PET/CT(图 B)示放射性分布较浓聚。

【诊断思路及诊断要点】

中老年人,眼睑局限性肿块,位于上睑或睑缘,黄白色,边界清楚,质地较硬,常单发。病灶表面乳头状隆起或溃疡形成,多无色素沉着。影像学检查提示眼睑或睑缘局限性或弥漫性肿块,并可了解病变浸润情况。

第九节 眼眶转移瘤

【简介】

眼眶转移瘤(orbital metastasis)多为一侧发病,双侧少见。临床表现主要为眼球突出、疼痛、复视、眼球运动障碍等。成人常见原发肿瘤常为肺癌、乳腺癌、胃癌、前列腺癌等,可为溶骨性、成骨性改变或二者均有;儿童的常见原发肿瘤常为神经母细胞瘤、尤因肉瘤,常为溶骨性改变。

【病理基础】

同原发肿瘤。

【影像学表现】

1. **CT 表现** 溶骨性或成骨性骨质破坏,以及眼眶不规则软组织肿块,增强后可见不均匀强化。

2. **MRI 表现** 常见软组织肿块并骨质破坏,多数 T_1WI 呈等/低信号,T_2WI 呈等/高信号影,信号可不均匀,可伴坏死、囊变、出血,增强扫描病变可呈中等至明显强化。

【典型病例展示】

病例 患者,男,43 岁。确认右肺腺癌 5 个月,出现右侧眼球突出(图 7-9-1)。

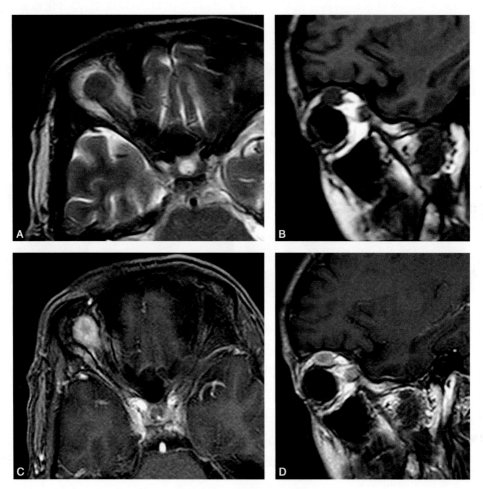

图 7-9-1 右侧眼眶转移瘤

MRI:右侧眼球上方、肌锥外肿块,境界尚清。横断位 T_2WI(图 A)病变呈稍低信号,矢状位 T_1WI(图 B)呈稍低信号,T_1WI 增强横断位(图 C)及矢状位(图 D)病变呈不均匀强化。

【诊断思路及诊断要点】

眼眶转移瘤的主要诊断依据是发现原发肿瘤,对于有眶骨骨质破坏和软组织肿块、眼部症状进展迅速的患者,要高度怀疑转移瘤,查找原发灶。

第十节　眼眶绿色瘤

【简介】

绿色瘤(chloroma)又称"粒细胞性肉瘤",是指幼稚粒细胞在骨髓外部位形成的局限性实体性肿瘤。常见于 10 岁以下的急性粒细胞白血病患儿,男性较女性多见。典型表现为眼球突出、眼眶肿物、眼睑肿胀、眼睑闭合不全等眼部症状,累及视神经时出现复视等症状。常有肝脏、脾脏和淋巴结肿大等白血病的其他征象。

【病理基础】

1. **巨检**　绿色瘤的病理学基础为不成熟的白细胞聚集在骨髓腔、骨膜下并累及邻近软组织形成肿块,因肿块内含有骨髓过氧化酶,在肉眼检查时呈绿色。

2. **镜下表现**　未分化的圆形及异形细胞弥漫分布,胞质少,核不规则且分裂象明显,核染色质细小。免疫组化显示肿瘤细胞髓过氧化物酶(MPO)、溶菌酶、钙黏着蛋白 117(CD117)染色阳性,其中 MPO 是髓系细胞群的特异性标记,几乎所有髓系细胞都表达阳性,而在淋巴系细胞上则不表达。

【影像学表现】

1. **CT**　表现为单侧或双侧眶壁溶骨性骨质破坏,伴眼眶不规则软组织肿块,外形不规则,边界清晰。

2. **MRI**　表现为单侧或双侧骨膜下和肌锥外间隙内软组织肿块,外形不规则,边界清晰,多数 T_1WI 呈等/低信号,T_2WI 呈等/高信号影,增强扫描呈中到明显强化。

【典型病例展示】

病例　患者,女,5 岁。左侧眼球突出(图 7-10-1)。

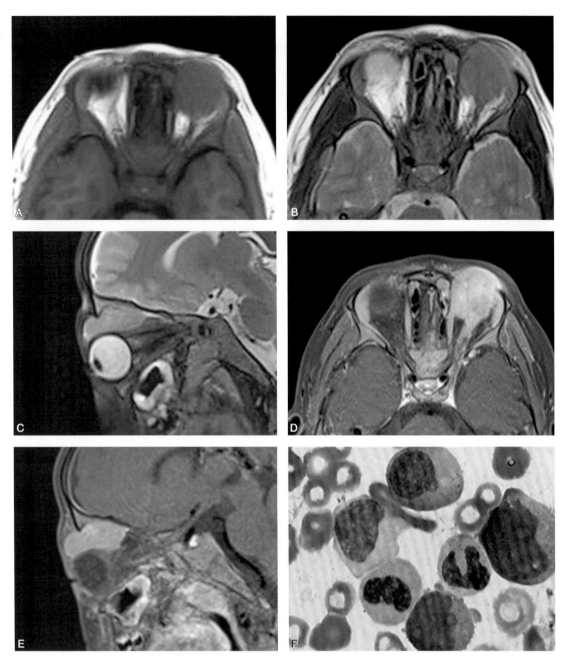

图 7-10-1 左侧眼眶绿色瘤

MRI 示左侧眼眶上方、肌锥外软组织肿块，边界尚清。横断位 T_1WI（图 A）呈等或稍低信号，横断位 T_2WI（图 B）病变呈等或稍低信号，矢状位脂肪抑制 T_2WI（图 C）病变呈稍高信号，增强横断位（图 D）及矢状位（图 E）病变呈明显强化。骨髓涂片（图 F）示骨髓增生活跃，粒系比值增高（Wright-Giemsa 染色×3 000）。

【诊断思路及诊断要点】

儿童患者,快速进展的眼球突出,单侧或双侧骨膜下和肌锥外间隙内软组织肿块,T_1WI 和 T_2WI 均呈较均匀的中等信号。

第十一节　眼眶恶性肿瘤影像鉴别诊断思路及要点

一、诊断思路

1. **定位**　详细观察病变的位置(球内、球后眶内、眶内肌锥内间隙、肌锥外间隙、眶壁、眶外等)、大小、形状、边界、内部密度或信号,以及病变与眼球、视神经、眼外肌和眶壁的关系。

2. **定性**　葡萄膜恶性黑色素瘤、视网膜母细胞瘤位于球内,部位明确,影像学表现常具有特征性,易于诊断;泪腺、眼睑和眶内恶性肿瘤,多数病变形态不规则,淋巴瘤呈铸型生长,均质的密度和信号、不伴骨质破坏及 ADC 值有助于与鉴别诊断;腺样囊性癌具有嗜神经生长和少有骨质破坏的特点,其他恶性肿瘤多伴有骨质破坏,呈恶性生长行为;绿色瘤、转移瘤结合临床病史有助于诊断;眼睑恶性肿瘤需结合病史和影像学表现综合诊断,动态增强检查可显示恶性肿瘤早期强化的特点有助于鉴别诊断。

3. 应当根据患者年龄、临床病史、体征及实验室指标,结合影像学表现综合考虑进一步定性,如是否为儿童？是否有原发肿瘤？是否为急性粒细胞白血病？

二、鉴别诊断思路

眼眶恶性肿瘤,如葡萄膜恶性黑色素瘤、视网膜母细胞瘤、淋巴瘤、横纹肌肉瘤、绿色瘤及转移瘤,结合患者较典型的影像学表现、临床病史等较易给出明确诊断;其他眼眶恶性肿瘤常难以定性诊断,需要结合各自影像学特点及临床实验室检查综合分析,作出进一步诊断。

报告书写规范要点

(1) 描述病变部位、大小、形态、边界、密度和信号特点、与周围结构关系、累及范围等。

(2) 全面观察,注意病变始发因素的描写,由病变主体开始描述,注意周围邻近组织关系及伴发改变。眼眶病变要注意描述邻近眼球、视神经、眼外肌、眶壁骨质、视神经管、翼腭窝、颅内结构等的情况。

例如:

影像描述:右侧眶内球后围绕鼻侧眼球壁见一新月形肿块信号影,最大截面约 24mm×15mm×20mm(长径×短径×上下径),T_1WI 及 T_2WI 均呈均匀等信号,DWI 呈高信号,ADC 值约 $0.5×10^{-3}$ mm^2/s,增强后中度强化,动态增强曲线呈流出型;病变邻近眼球壁形态存在,未见受压推移及球壁增厚,冠状位示视神经眶内段局部被包绕,矢状位示病变沿肌锥间隙向后生长,内直肌和下直肌局部增粗,相邻眼眶内侧壁骨质信号未见明显异常,眶颅交界区结构信号未见明显异常。

影像诊断:右眶内球后占位,考虑淋巴瘤。

===== 练习题 =====

1. 名词解释

（1）三侧性视网膜母细胞瘤

（2）绿色瘤

2. 简答题

简述横纹肌肉瘤的病理分型及影像学表现特点。

（王斐斐　胡　娜　肖云飞　李　海）

===== 推荐阅读文献 =====

［1］王振常. 中华临床医学影像学：头颈分册. 北京：北京大学医学出版社，2016.

［2］鲜军舫，史大鹏，陶晓峰. 头颈部影像学：眼科卷. 北京：人民卫生出版社，2014.

［3］ DUCREY N, VILLEMURE J G, JAQUES B. Cystic adenocarcinomas of the lacrymal gland. Klin Monbl Augenheilkd，2002，219（4）：231-234.

第 八 章

神经视路病变

第一节 视神经管骨折并视神经损伤

【简介】

视神经管骨折(optic canal fracture)是造成视神经损伤(optic nerve injury)、进而导致失明的重要原因。视神经管骨折时,骨碎片及出血压迫并损伤视神经,可引起管内段视神经损伤。临床主要表现为视力明显下降或失明,合并眼眶骨折和眼外肌损伤时可出现眼球运动障碍等症状。

【影像学表现】

视神经管骨折主要表现为:①管壁骨质连续性中断、粉碎或移位(直接征象);②蝶窦或筛窦内的积液/血、积气(间接征象)。详见第三章第二节。

视神经损伤可表现为视神经水肿、增粗、断裂、粗细不规则,或者萎缩。CT软组织窗主要显示视神经增粗、扭曲。MRI对于显示视神经损伤敏感,早期表现为视神经增粗,晚期则显示为视神经萎缩,冠状位STIR序列可明确显示视神经信号增高,增强后较明显强化。

【典型病例展示】

病例 患者,男,53岁。眼外伤(图8-1-1)。

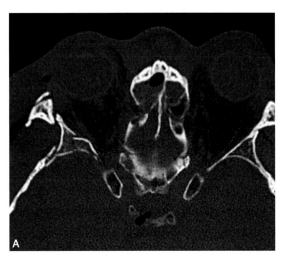
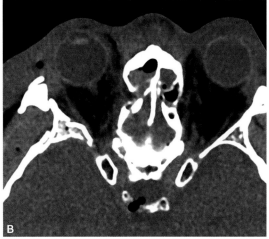

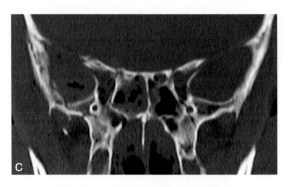

图 8-1-1　右侧视神经管内侧壁骨折

CT 平扫:右侧视神经管内侧壁骨折、骨片移位,视神经受压性改变,同时伴有右侧眼眶诸壁及右侧颧骨、蝶骨大翼多发骨折,周围软组织肿胀,眶内、眶周及颅内多发积气,筛窦积液/血。

【诊断思路及诊断要点】

视神经管骨折的诊断首选 CT 检查,视神经损伤在 MRI 显示最佳。诊断要点:①外伤史;②视力严重下降、失明;③CT 显示视神经管骨壁连续性中断、移位,合并蝶窦或筛窦积液;④MRI 显示视神经水肿、变粗、断裂、粗细不规则,甚至萎缩。

第二节　视神经脊髓炎

【简介】

视神经脊髓炎(neuromyelitis optica,NMO)是一种免疫介导的以视神经和脊髓受累为主的中枢神经系统炎性脱髓鞘疾病。传统概念 NMO 仅局限于视神经和脊髓,2015 年国际NMO 诊断小组将其归入为视神经脊髓炎谱系疾病(neuromyelitis optica spectrum disorders,NMOSD),包括视神经脊髓炎(NMO)、单发或复发性视神经炎(ON/r-ON)、单发或复发性长节段横贯性脊髓炎(LETM/r-LETM)和伴风湿免疫疾病或风湿免疫相关自身免疫抗体阳性的 ON 或 LETM 等,后三者具有与 NMO 相似的发病机制及临床特征,部分病例最终演变为NMO。女性多于男性,比例为(9~11):1。各年龄阶段均可发病,青壮年居多。非白色人种易感。NMOSD 常与一些自身免疫疾病(如干燥综合征、系统性红斑狼疮、桥本甲状腺炎等)共病。

临床表现为六组核心症状,包括视神经炎、脊髓炎、极后区综合征、急性脑干综合征、急性间脑综合征和大脑综合征。视神经炎多起病急,进展迅速,视力多显著下降,甚至失明,多伴眼痛,也可发生严重视野缺损。脊髓炎多起病急,症状重,急性期常见严重截瘫或四肢瘫,尿便障碍,高颈髓病变严重者可累及呼吸肌导致呼吸衰竭,恢复期较易发生阵发性痛性或非痛性痉挛、长时期瘙痒、顽固性疼痛等。极后区综合征可为单一首发症状,表现为不能用其他原因解释的顽固性呃逆、恶心、呕吐等。急性脑干综合征表现为头晕、复视、共济失调等。急性间脑综合征表现为嗜睡、发作性睡病样表现、体温调节异常等。大脑综合征表现为意识水平下降、认知语言等高级皮质功能减退、头痛等。NMOSD 具有高复发性,约 60% 患者 1 年内复发,90% 患者 3 年内复发,同时具有高致残性,多数患者遗留有严重的视力障碍和或肢体功能障碍、尿便障碍。

【病理基础】

本病的发病机制是以水通道蛋白 4(aquaporin,AQP4)为抗原的自身免疫反应。AQP4 在中枢神经系统广泛分布,主要分布部位是脊髓、视神经、脑室周围区域、下丘脑、软脑膜下和脑干等,功能是介导脑组织中水分子的转运。患者血清中存在一种特异性的抗体(AQP4-IgG)能与 AQP4 高表达的区域特异性结合,并在补体参与下激活了补体依赖和抗体依赖的细胞毒途径,继而造成星形胶质细胞坏死、炎症介质释放和炎性反应浸润,最终导致少突胶质细胞损伤以及髓鞘丢失。

【影像学表现】

视神经脊髓炎谱系疾病的诊断主要依靠 MRI 检查。

(1) 视神经炎:单侧或双侧,更易累及视神经后段及视交叉,病变节段可大于 1/2 视神经长度。急性期表现为视神经增粗、强化,部分伴有视神经鞘强化。慢性期表现为视神经萎缩,形成"双轨征"。

(2) 脊髓炎:纵向延伸的脊髓长节段横贯性脊髓炎是最具特征性影像表现。矢状位上多为连续性病变,其纵向延伸往往大于 3 个椎体节段,上胸段及颈段多见,颈髓病变可向上与延髓最后区病变相连。横断位上多累及中央灰质,呈圆形或"H"形,脊髓后索更易受累。急性期病变明显肿胀,长 T_1 长 T_2 信号,增强后部分呈斑片样、线样强化,相应脊膜亦可强化。慢性恢复期可见脊髓萎缩、空洞,长节段病变可转变为间断、不连续长 T_2 信号。

(3) 脑损害:超过半数患者最初脑 MRI 检查正常,但在随后 MRI 复查中可发现异常非特异性病灶。损害的部位不同,可产生极后区综合征(第四脑室周围)、急性脑干综合征(脑干、小脑或第四脑室周围)、急性间脑综合征(下丘脑、丘脑、第三脑室周围)、大脑综合征(皮质下或深部白质、大于 1/2 胼胝体、皮质脊髓束走行区即内囊延续为大脑脚处)等不同症状。

特异性病灶(AQP4 高表达区域):邻近室管膜区(侧脑室旁、导水管周围、第三脑室旁、第四脑室旁)、胼胝体、脑干、下丘脑,呈条状或带条状 T_2WI 和 FLAIR 高信号。非特异性病灶:主要是皮质下及皮髓交界区白质,T_2WI 和 FLAIR 表现为小斑点、斑片状高信号。增强后脑实质常无明显强化,若强化提示容易复发,可伴邻近室管膜强化。

【典型病例展示】

病例　患者,女,17 岁。双下肢麻木、乏力 1 周,加重伴排尿困难 2 天。查体:双上肢肌力 5 级,双下肢近端肌力 2~3 级,远端肌力 3~4 级。双侧腹壁反射消失,双侧膝反射、踝反射消失,双侧病理征阳性。双侧 T_4 以下 T_{12} 以上浅感觉减退,双下肢深感觉减退。实验室检查:脑脊液 AQP4 抗体 1:1;血清 AQP4 抗体 1:100。影像表现见图 8-2-1。

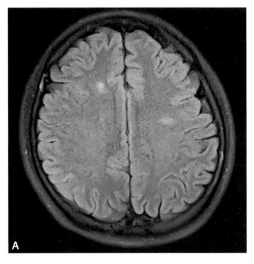
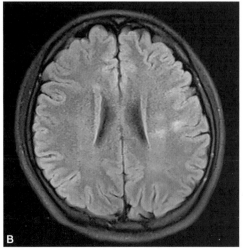

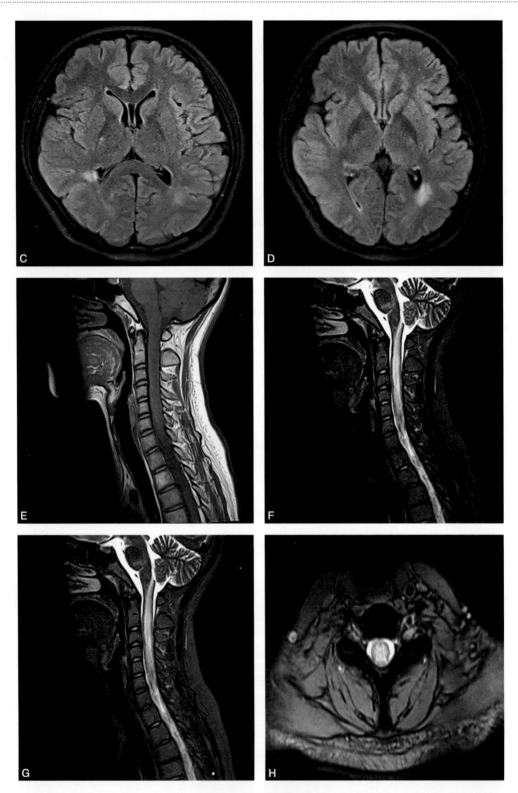

图 8-2-1　视神经脊髓炎

MRI：图 A～图 D 为头颅横断位 T_2FLAIR 图，半卵圆中心、侧脑室旁、脑干多发小斑片高信号影。图 E～图 G 为颈椎矢状位 T_1WI 图、T_2WI 图和 T_2WI 脂肪抑制图，病变累及整个颈髓，长节段分布，呈长 T_1 长 T_2 信号影，颈髓肿胀明显。图 H 为颈椎横断位 T_2WI，颈髓病变分布于中央区。

【诊断思路及诊断要点】

视神经脊髓炎是视神经脊髓炎谱系疾病中的一类,属于自身免疫性脱髓鞘疾病。特异性自身抗体 AQP4-IgG 具有重要的临床诊断价值。临床症状通常较重,具有六大核心症状。它需要与多发性硬化等其他中枢神经系统脱髓鞘疾病进行鉴别。视神经脊髓炎通常是长节段(大于 3 个椎体)、中央横贯性脊髓损害,脑损害主要集中于脑室周围区域、下丘脑、软脑膜下和脑干等 AQP4 高表达部位。多发性硬化通常是短节段(小于 2 个椎体)、非对称性部分(侧索和后索)脊髓损害,脑损害主要集中于侧脑室旁及半卵圆中心脑白质,且多垂直于脑室(直角征)。

诊断要点:①临床六大核心症状;②AQP4-IgG 阳性;③病变节段大于 1/2 视神经长度的视神经炎;④纵向延伸的脊髓长节段(大于 3 个椎体)横贯性脊髓炎;⑤脑室周围区域、下丘脑、软脑膜下和脑干等 AQP4 等高表达部位的脑损害。

第三节　视神经鞘脑膜瘤

【简介】

视神经鞘脑膜瘤(optic nerve sheath meningioma)是起源于蛛网膜成纤维细胞或者硬脑膜内面的内皮细胞的肿瘤。占所有脑膜瘤的 1%,占眼眶肿瘤的 3%~7%。单侧发病,少数为双侧发病,可发生于任何年龄,多发生于 30~50 岁,女性多于男性。可伴有神经纤维瘤病 Ⅰ 和 Ⅱ 型。可原发于眶内,也可向后进入视神经管、视交叉甚至颅内,肿瘤也可穿破鞘膜进入眶内脂肪间隙。临床表现主要为缓慢进行性、无痛性视力下降,眼球突出,视力下降出现在眼球突出之后。

【病理基础】

1. **巨检**　视神经鞘脑膜瘤为淡红色,有包膜,与周围组织有明显界限,晚期肿瘤常充满眶内并可侵犯眶内组织而呈浸润性生长。

2. **镜下表现**　组织性特征与颅内脑膜瘤类似,主要分为四种类型:上皮型、砂粒体型、纤维细胞型和脉管型。最常见的组织类型是脑膜上皮型。

【影像学表现】

1. **CT 表现**　一般表现为视神经管形、梭形增粗,可累及视神经眶内全程;肿块边缘光整、境界清楚,如果出现边缘不规则,常是肿瘤扩散至神经鞘膜外的依据;CT 呈略高密度,其内可有线状、点状钙化,邻近骨质可增生。

2. **MRI 表现**　T_1WI 多呈低信号,T_2WI 呈等信号,增强肿瘤明显强化可见"双轨征",即增强后肿块强化,中央视神经不强化;对微小钙化不敏感,大量的钙化或砂砾体在 T_1WI、T_2WI 均呈低信号;部分脑膜瘤内可见粗大的血管(眼动脉);增强扫描联合脂肪抑制技术更有利于显示"双轨征"。对于怀疑神经纤维瘤病的患者,MRI 可进一步评估颅内情况。

【典型病例展示】

病例　患者,女,60 岁。发现左眼眶内占位 10 余年(图 8-3-1)。

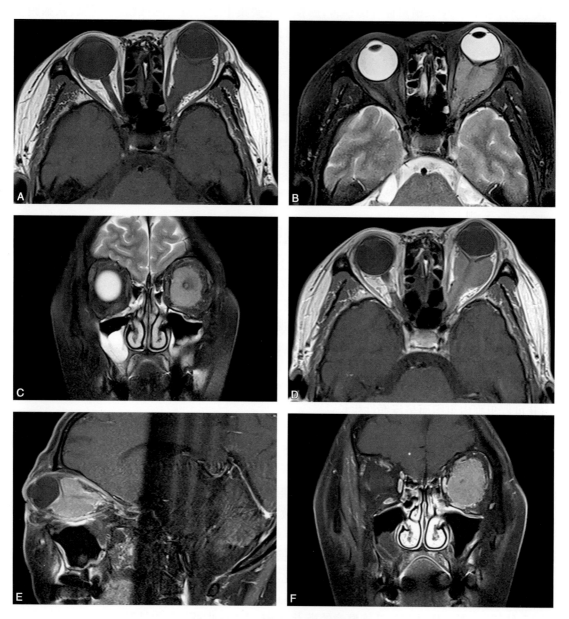

图 8-3-1 左侧眼眶扁平型脑膜瘤

MRI 横断位 T_1WI(图 A)、横断位(图 B)及冠状位(图 C)脂肪抑制 T_2WI 示左侧眼眶肌锥内梭形软组织肿块影,包绕视神经,周围组织受压改变。横断位 T_1WI 增强(图 D)、矢状位(图 E)及冠状位(图 F)脂肪抑制后增强 T_1WI 示肿块明显强化,侵犯眼球后壁,视神经未强化,呈"双轨征"改变。

【诊断思路及诊断要点】

视神经肿块伴钙化、"双轨征"提示本病。多见于中老年女性,病程较长,一般表现为视神经管形、梭形增粗,CT为略高密度,MRI信号混杂,增强后肿块明显强化。诊断时应仔细评估视路的情况明确脑膜瘤的累及范围。

第四节　前视路胶质瘤

【简介】

前视路胶质瘤(optic pathway glioma)起源于视神经内神经胶质细胞,属于良性或低度恶性肿瘤,可沿视神经向颅内蔓延,约占视神经原发肿瘤的66%。根据发病年龄,可分为儿童组和成人组。儿童组为毛细胞星形细胞瘤,多发生于10岁以下儿童,发病高峰为2~8岁,75%在10岁以下发病,90%在20岁以下发病;成人组恶性程度较儿童组高,多为间变型星形细胞瘤或胶质母细胞瘤。本病多为单侧性,发展缓慢。10%~38%的患者合并神经纤维瘤病Ⅰ型,且多双侧发病。前视路胶质瘤典型的临床表现为视力下降和眼球突出,视力下降多发生于眼球突出之前,这是区别于其他肌锥内肿瘤的一个特点。

【病理基础】

1. **巨检**　肿瘤横切面常显示白色的视神经增粗,表面光滑,周围有不同程度的蛛网膜组织包绕,外面覆盖着紧张的完整硬膜。

2. **镜下表现**　90%的前视路胶质瘤为低级别星形胶质细胞瘤。正常神经组织间隔内细微纤维消失,间隔网眼变大,原神经纤维由肿瘤组织取代;肿瘤组织由增殖的星形胶质细胞网和富有纤维血管的蛛网膜小梁组成,增殖的星形胶质细胞在神经周围,呈环状生长。肿瘤细胞核的外形不规则,细胞与细胞间由细胞突隔开。

【影像学表现】

1. **CT表现**　视神经呈管形或梭形增粗,增粗的视神经扭结或迂曲,肿瘤大多呈等密度,边界清楚,增强后中等均匀强化。部分前视路胶质瘤内有黏液样改变或囊性变,CT表现为低密度影,增强后表现为肿瘤不均匀强化,少数胶质瘤还可有小的钙化。

2. **MRI表现**　MRI为诊断前视路胶质瘤的首选方法。表现为被肿瘤侵犯的视神经呈管状、梭形、球状或偏心性增粗,且视神经迂曲、延长,肿瘤在 T_1WI 上与脑实质信号相比呈低信号,在 T_2WI 呈高信号,增强扫描示肿瘤呈轻度至明显强化。肿瘤压迫视神经蛛网膜下腔,使肿瘤前方的蛛网膜下腔扩大,MRI显示为视神经周围呈长 T_1 长 T_2 信号,与脑脊液信号相似。

【典型病例展示】

病例　患者,男,26岁。右眼视物不清数月余,视力渐下降,伴间断性头痛,近期右眼失明(图8-4-1)。

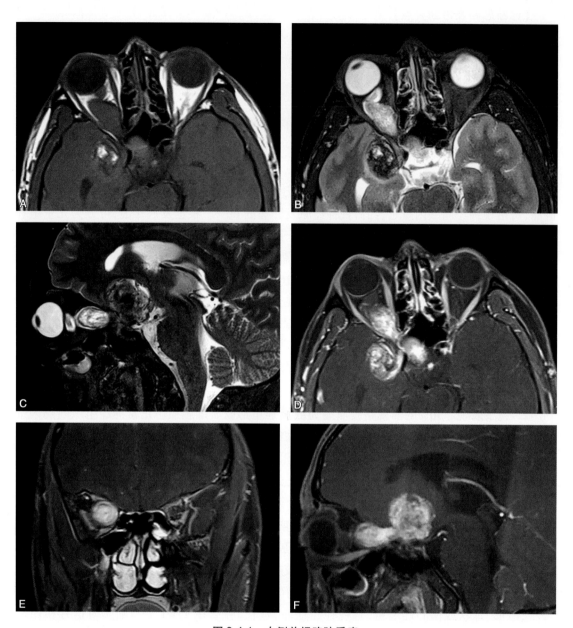

图 8-4-1　右侧前视路胶质瘤

MRI：图 A 为横断位 T_1WI，右侧眼球后方软组织肿块影，与周围组织分界清楚，呈等信号。图 B 为横断位脂肪抑制 T_2WI，病变呈不均匀等高信号，右侧视神经增粗、扭曲，近端与病灶关系不清，肿块前方视神经蛛网膜下腔扩大。图 C 为矢状位 T_2WI，病灶延伸至颅中窝。图 D、图 E 和图 F 分别为横断位、冠状位和矢状位增强，病灶明显强化。

【诊断思路及诊断要点】

　　多发生于 10 岁以内儿童，临床上视力下降多发生于眼球突出之前。视神经呈管形或梭形增粗，边缘清楚，增强后增粗的视神经呈轻度至明显强化，无"双轨征"表现；肿瘤在 T_1WI 呈低信号，在 T_2WI 呈高信号。

第五节　神经视路病变影像鉴别诊断思路及要点

一、诊断思路

1. **定位**　病灶是否来源于视神经,如果来源于视神经,是来源于视神经还是视神经鞘。
2. **定性**　观察病变密度/信号特点,形态学特征以及生长方式。
3. 应当结合临床症状/体征及实验室指标,结合影像学表现综合考虑,进一步定性。

二、鉴别诊断思路

视神经管骨折结合病史及影像表现较易给出明确诊断。视神经脊髓炎需综合临床及影像综合评估。视神经肿瘤性病变定位最为重要,再结合肿瘤信号特点、生长方式和临床资料综合评估。

报告书写规范要点

（1）描述病变部位、大小、形态、边界、累及范围等。

（2）全面观察,注意病变信号特点及生长方式,注意周围邻近组织关系及伴发改变。眼眶病变要注意描述邻近骨质、眼外肌、鼻旁窦及颅内情况等。

例如:

影像描述:左侧眼眶肌锥内梭形软组织肿块影,大小约 3.2cm×1.5cm×1.2cm,边界尚清,肿块包绕视神经,自球后延伸至眶尖部,周围组织受压改变。T_1WI 等信号,T_2WI 稍高信号,冠状位及矢状位 T_1WI 增强扫描示肿块明显强化,而中间视神经未强化,呈"双轨征"改变。眶周骨质未见明显异常信号,眼外肌形态、大小及信号未见明显异常,扫及颅内未见明显异常信号。

影像诊断:左侧眼眶占位,包绕视神经,考虑视神经鞘脑膜瘤。

═══ 练习题 ═══

1. **名词解释**
（1）视神经管
（2）视神经脊髓炎
（3）双轨征

2. **简答题**
（1）简述视神经管骨折的直接征象及间接征象。
（2）简述视神经脊髓炎的临床六大核心症状。

（苏国义　钱　雯　张庆宇）

======= 推荐阅读文献 =======

［1］ 鲜军舫,王振常,安裕志,等. 视神经鞘脑膜瘤影像学研究. 中华放射学杂志,2004,38 (9):952-956.

［2］ 鲜军舫,王振常,于文玲,等. 视神经胶质瘤的影像学研究. 中华放射学杂志,2004,38 (7):677-681.

［3］ TAILOR T D,GUPTA D,DALLEY R W,et al. Orbital neoplasms in adults:clinical,radiologic,and pathologic review. Radiographics,2013,33(6):1739-1758.

索 引

52检